歯科衛生士のための
インプラントメインテナンス

加藤 久子 著
Hisako. Kato, R.D.H., B.S.D.H

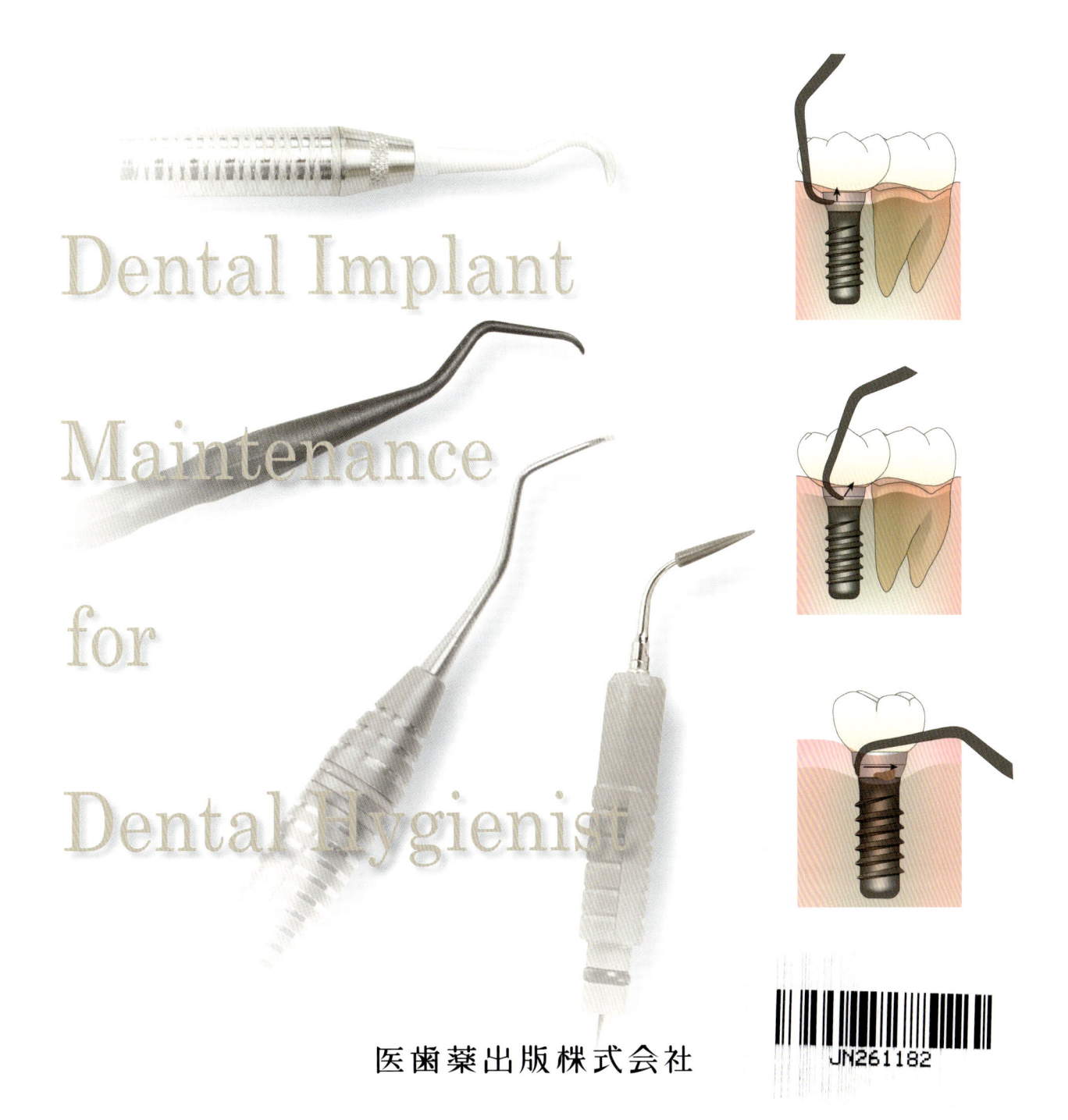

Dental Implant Maintenance for Dental Hygienist

医歯薬出版株式会社

This book was originally published in Japanese
under the title of :

SHIKAEISEISHI NO TAMENO INPURANTO MEINTENANSU
(Dental Implant Maintenance for Dental Hygienist)

Hisako, Kato.
   R.D.H., B.S.D.H. DENTAL HYGIENIST

© 2010 1st ed.

ISHIYAKU PUBLISHERS, INC.
  7-10, Honkomagome 1 chome, Bunkyo-ku,
  Tokyo 113-8612, Japan

序文

　昨今のインプラント治療の普及によって，歯科衛生士がインプラント治療の現場に対応する場面が多くなっています．一方，それに応じた歯科衛生士に対する教育の場面や，歯科衛生士向けの教材は，十分にあるとはまだいえない状況です．そのためか，著者が行っているセミナーなどでもインプラントに関する質問が寄せられることが増え，現場の歯科衛生士の悩みを感じることが多くなってきました．

　歯科衛生士はインプラントのメインテナンスにおいて，大きな役割を担っています．

　インプラントの長期成功のためには，歯科衛生士による口腔内環境のコントロールが欠かせません．患者さんが毎日のホームケアでプラークなどの除去を適切に行うことができるように，メインテナンスにおける定期健診でその必要性を繰り返し説明して理解していただくこと，そして患者さん自身で除去できない部位のプラークや歯石を，歯科衛生士がインプラントを損傷しないよう除去することが，インプラントを長期に維持するための重要な鍵になります．それには，歯科衛生士として必要なインプラントの知識と技術を習得することが不可欠です．特にインプラントのメインテナンスにおいては経験則に答えを求める前に，知識やテクニックを十分学ぶ必要があります．

　米国では徹底したメインテナンステクニックの習得が歯科衛生士に求められますが，著者もまた，米国の大学で4年間インプラントメインテナンスにおける知識を学び，母校の歯科研究所歯周病部門や，複数の歯周病専門医院で，数多くのインプラント患者のメインテナンスに長年携わってきました．また，インプラントの分野は日進月歩です．歯科衛生士として最新の情報を得るため，また自身の技術のメインテナンスを行うために，卒後研修などに参加したり，文献を読むなどの研鑽と努力を積むことは著者も行っており，新人～ベテラン問わず必要なことです．

　今回そういった経験をふまえ，歯科衛生士のインプラントにおける役割を具体的に伝えたいという気持ちから，インプラントのメインテナンスを中心としたベーシックな内容を記しました．

　本書が，臨床において読者のみなさまのお役に立ち患者さんのよりよい人生に貢献できる歯科衛生士として活躍できるような指標になれば幸いです．

　この本を出版するにあたり，多くのご協力をいただいた歯科医師の南昌宏先生に感謝申し上げます．

2010年4月

加藤　久子

歯科衛生士のための
インプラントメインテナンス
CONTENTS

序文 ……………………………………………………………………………… iii

第1章　歯科衛生士がおさえておきたいインプラントの基礎知識

1―インプラントの基本構造 …………………………………………… 2
1. なぜ基礎知識が必要なのか …… 2
2. 基本構造 …… 2
    1）上部構造 …… 2
    2）アバットメント …… 2
    3）インプラント体 …… 2
3. インプラントの手術法 …… 4
    1）1回法 …… 4
    2）2回法 …… 4

2―インプラントと天然歯の共通点と相違点 ………………………… 5
1. 周囲組織の構造 …… 5
    1）共通点 …… 5
    2）相違点 …… 5

3―インプラントと骨の関係 …………………………………………… 7
1. オッセオインテグレーション（骨結合）…… 7
2. オッセオインテグレーション確立の判断 …… 7
3. 骨の分類 …… 7

4―インプラント周囲疾患 (periimplant disease) ……………………… 8
1. インプラント周囲粘膜炎 (periimplant mucositis) …… 9
    1）インプラント周囲粘膜炎の評価 …… 9
    2）インプラント周囲粘膜炎への対応 …… 9
2. インプラント周囲炎 (periimplantitis) …… 10
    1）骨吸収の原因 …… 10
    2）インプラント周囲炎に対する処置 …… 11
3. インプラント撤去になる場合 …… 11

第2章　インプラントのためのコンサルテーション～インフォームドコンセント

1―治療開始までの流れ …… 14

2―患者さんへのコンサルテーション …… 15
 1．コンサルテーションとは …… 15
 2．インプラントにおけるコンサルテーション …… 15
  1）説明内容 …… 15
  2）コンサルテーションの基本ポイント …… 16
 3．治療希望のタイミングとコンサルテーションの行い方 …… 17
  1）はじめからインプラント治療を希望して来院した場合 …… 17
  2）初診時の診査結果から，インプラントをすすめられ希望した場合 …… 17
  3）リコール時に希望した場合 …… 18

3―全身・口腔状態についての情報収集 …… 19
 1）問　診 …… 19
 2）口腔内診査 …… 22
 3）エックス線写真，ＣＴの確認 …… 23
 4）スタディモデルによる咬合状態の検査 …… 24
 5）ペリオアセスメント …… 24
 6）口腔外診査，写真撮影 …… 24
 7）口腔衛生状態 …… 25

4―歯科医師による診断と治療計画の立案 …… 26
 1）インプラント治療の適否の診断 …… 26
 2）治療計画に必要な資料 …… 26
 3）手術法の選択 …… 26
 4）患者さんへの説明 …… 26

5―インフォームドコンセント …… 28
 1．提供すべき情報 …… 28
 2．同意書の作成 …… 29

第3章　インプラント手術にあたり歯科衛生士がおさえておくべきこと

1―手術前の患者さんへの対応 …… 32
 1．ホームケアについて指導する …… 32
 2．食事と生活に関する指導を行う …… 32
  1）手術前の食事指導 …… 32
  2）生活上の注意事項 …… 32

　　　　3）インプラント埋入手術の再説明 …… 33
　　　3．ディブライトメントを行う …… 33
　　　4．手術直前の患者対応 …… 33

2―手術室の準備　34
　　　1）手術室の消毒と準備 …… 34
　　　2）器具の準備 …… 34

3―手洗い・グローブ・術衣について　35
　　　1．手洗い …… 35
　　　2．術衣の装着 …… 35
　　　3．グローブの装着 …… 36
　　　4．手術後の脱衣 …… 37

4―手術について　39
　　　1．手術中の補助者の役割 …… 39
　　　2．術式 …… 40
　　　　1）一次手術 …… 40
　　　　2）術後の管理 …… 42
　　　　3）二次手術 …… 42
　　　3．インプラント補綴 …… 42

5―手術後の患者さんへの対応　44
　　　1．術直後 …… 44
　　　2．抜糸までの口腔衛生指導 …… 44
　　　3．食事指導 …… 44
　　　4．生活上の注意事項 …… 45

第4章　インプラントのメインテナンス

1―メインテナンスにおけるリコール　48
　　　1．リコールの重要性 …… 48
　　　2．リコールの間隔 …… 48
　　　3．リコール時の施術の流れ …… 48

2―メインテナンス時の感染予防　49

3―リコール時の要観察・確認事項　51
　　　1．患者自身の違和感 …… 51
　　　2．インプラント周囲の軟組織の状態 …… 51

3．動揺度 …… 52
　　　　1）動揺度の評価 …… 52
　　　　2）動揺度から推測される状態 …… 52
　　　4．プロービング …… 53
　　　　1）使用できるプローブの種類 …… 53
　　　　2）プロービングの方法 …… 55
　　　　3）プロービングを行う場合の時期 …… 56
　　　　4）プロービングによる出血の評価 …… 56
　　　5．エックス線検査 …… 56
　　　　1）エックス線検査の意義 …… 56
　　　　2）適したエックス線撮影の方法 …… 57
　　　6．残存歯の評価 …… 57
　　　7．歯石沈着，プラーク付着状態の確認 …… 58
　　　8．義歯の管理 …… 58

4—メインテナンスにおけるプラークコントロールと患者指導 …… 59
　　　1．治療・メインテナンスの各段階におけるプラークコントロールとホームケアの重要性 …… 59
　　　2．メインテナンスにおけるブラッシングとホームケア指導 …… 59
　　　　1）患者さんと口腔衛生状態の認識を共有する …… 59
　　　　2）歯・歯間部清掃の用具の選択とホームケア指導 …… 60
　　　　3）舌清掃のホームケア指導 …… 69
　　　　4）オーラルイリゲーションとホームケア指導 …… 70
　　　　5）洗口のホームケア指導 …… 74
　　　　6）患者さんのモチベーションアップのための指導 …… 75

5—メインテナンス期のディブライドメント …… 76
　　　1．インプラントにおけるプラークと歯石の分類 …… 76
　　　2．超音波スケーラーによるスケーリング …… 77
　　　　1）超音波スケーリングの手順 …… 77
　　　3．ハンドスケーラーによるスケーリング …… 80
　　　　1）インプラントに使用するハンドスケーラーの要件 …… 80
　　　　2）インプラント用ハンドスケーラーの種類 …… 80
　　　　3）ハンドスケーリングの基本をおさえる …… 84
　　　　4）ハンドスケーリングの実際 …… 86
　　　　5）スケーリング時の工夫 …… 93
　　　4．ラバーカップによる研磨 …… 94
　　　　1）操作法 …… 94
　　　　2）研磨後のチェック …… 94
　　　5．シャープニング …… 95

付 1〜4 …… 96
索引 …… 101

1

第1章
歯科衛生士がおさえておきたい インプラントの基礎知識

1　インプラントの基本構造
2　インプラントと天然歯の共通点と相違点
3　インプラントと骨の関係
4　インプラント周囲疾患（periimplant disease）

1—インプラントの基本構造

1 なぜ基礎知識が必要なのか

インプラントは患者さんにとってメリットの多い治療ですが，長期に維持するためには術前・術後の管理が大切です．そこでは患者さんとのコミュニケーションやメインテナンスが重要な意味をもちます．

歯科衛生士は歯科医師とともに患者さんに寄り添って，インプラントを成功に導くための重要な役割を担っています．患者さんへの対応や，治療の過程におけるスタッフとのコミュニケーションをよりスムーズにするためには，インプラントの解剖学・組織学的な基礎知識を押さえておくことが必要です．また，学んでおくことによってなぜメインテナンスが必要なのか理解できるので，コンサルテーションやリコールの場面で役立ちます．

そのためには，まずインプラントの基本構造と周囲組織について把握しましょう．

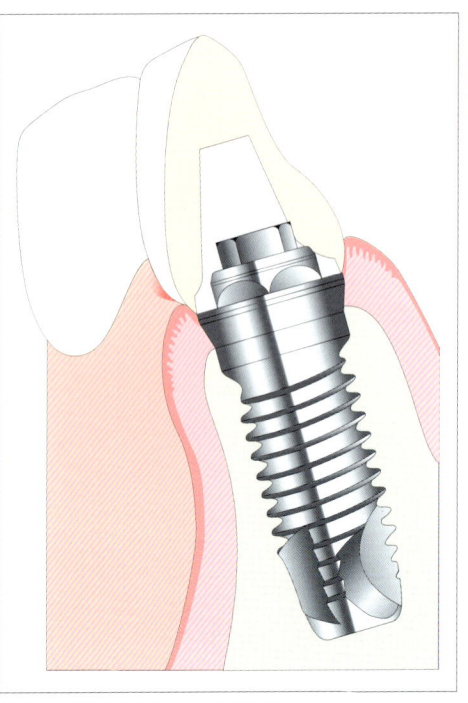

図 1-1　インプラントの概要図

2 基本構造

インプラントの基本構造は，天然歯の歯根にあたるインプラント体と，歯冠にあたる上部構造および両者を連結するアバットメントからなっています（**図 1-1，2**）．

1）上部構造

（1）素材

ハイブリッドセラミックス，メタルボンド，オールセラミックス，ジルコニアなどがあります．外観や耐久性，生体とのなじみやすさにそれぞれ特徴があります．価格なども違います．

2）アバットメント

上部構造とインプラント体をつなぐ連結部です．

（1）素材

通常はチタンかチタン合金でできています．審美的な面を考えたセラミック製もあります．

（2）形態

固定方法により，セメント固定式（**図 1-2a**）とスクリュー固定式（**図 1-2b**）に分けられます．

3）インプラント体[1]

インプラント体は各メーカーで開発が行われ，現在 50 社以上のメーカーから出されています．フィクスチャーともよばれます．

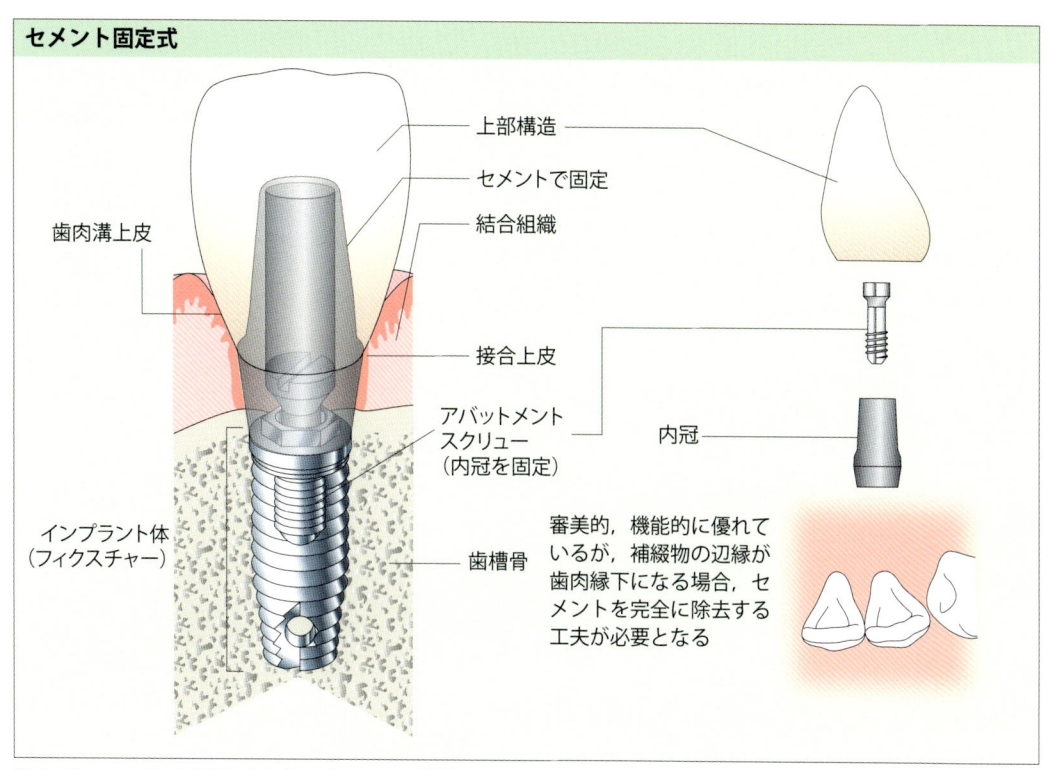

図 1-2a　セメント固定式のインプラントの構造

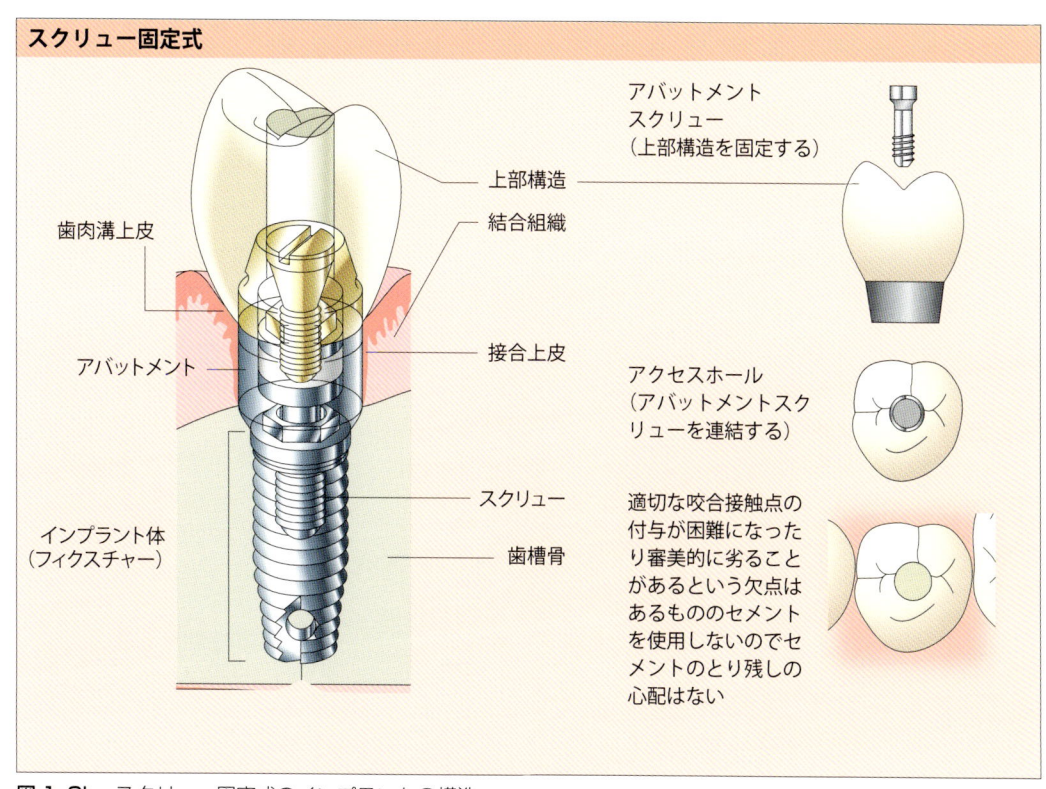

図 1-2b　スクリュー固定式のインプラントの構造

(1) 素材

チタン，チタン合金がほとんどです．

チタンは，スウェーデンの研究者（Brånemark）による研究で，骨と直接結合することが提唱されて以来，インプラントの材料として主流となっています．

(2) 形態など

形態や表面の性状は多様です．インプラント体と生体との適合性を向上させるため，研究開発がなされています．歯科医師が最適と思われるインプラント体を選択します（**図1-3**）．

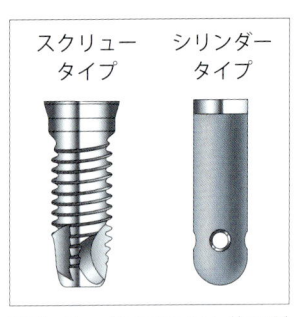

図1-3 インプラント体の形態の一例

3 インプラントの手術法[9]

インプラントの手術法には，1回の手術で上部構造を装着する1回法と，2回の手術と治癒期間を終えたあと上部構造を装着する，2回法とがあります．

1）1回法

埋入時にアバットメント等により粘膜を貫通させた状態で治癒を待ち，上部構造を装着します．手術が1回で済み，患者の負担がその分少なくて済みます．

2）2回法

インプラントを埋入後，カバースクリューを装着し，剝離した粘膜弁で閉鎖し治癒を待ちます．その後二次手術により，粘膜を貫通させ，上部構造装着となります．手術が2回必要ですが，初期感染の危険性が低いとされているなどの利点があります．

手術法にはそれぞれのメリット，デメリットがあり，患者さんの希望や使用するインプラント，治療方針などによって適切な方法が選択されます．

2—インプラントと天然歯の共通点と相違点

1 周囲組織の構造

インプラント周囲の組織はインプラント周囲組織，歯肉の部分の軟組織はインプラント周囲粘膜とよばれています．

1）共通点

biologic width*（生物学的幅径）が存在します．

2）相違点

天然歯とインプラントは次のような点で異なっています（図1-4, 5）．インプラント周囲組織のほうが天然歯より感染に弱く炎症を起こしやすいのは，この違いに原因の一つがあります．

①インプラント周囲組織にはセメント質と歯根膜が存在しない

天然歯の場合は，歯根の表面にセメント質が存在しています．さらに歯槽骨とセメント質の間には歯根膜があり，おもにコラーゲンでできたシャーピー線維で埋まっています．シャーピー線維の一端はセメント質に埋まっており，もう一端を歯槽骨にのばして歯を支える役目をしています．また歯根膜が存在することで，歯槽骨にかかる咬合圧が緩衝されています．

一方，インプラントの場合はオッセオインテグレーションになります．オッセオインテグレーションとは，光学顕微鏡レベルでインプラントと骨が直接結合している状態（骨結合）をいい，セメント質，歯根膜は存在しません．そのため，天然歯にある上記のような機能が働かないことになります．

❶ biologic width
biologic widthとは歯肉溝底部から歯槽骨頂までの距離をいいます．上皮付着と結合組織付着からなっています[2]

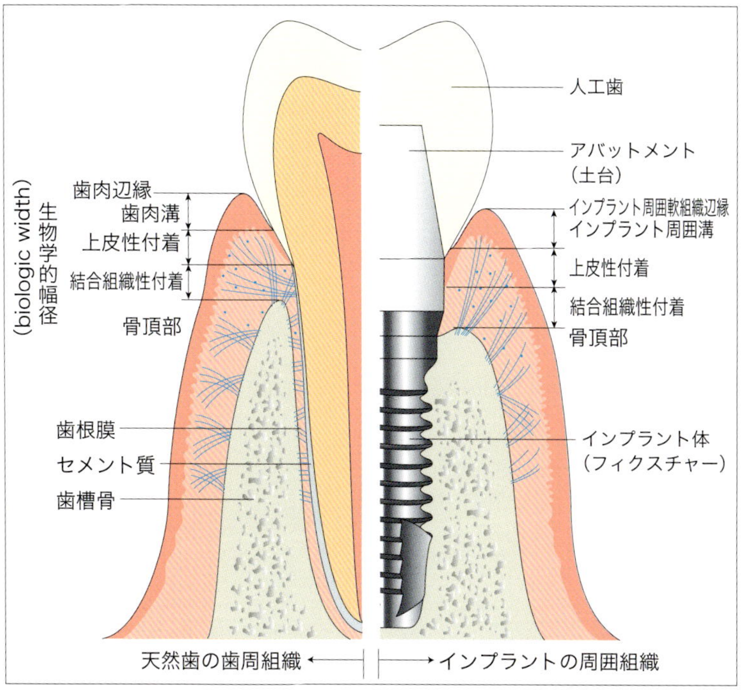

図1-4 天然歯の構造とインプラントの周囲構造

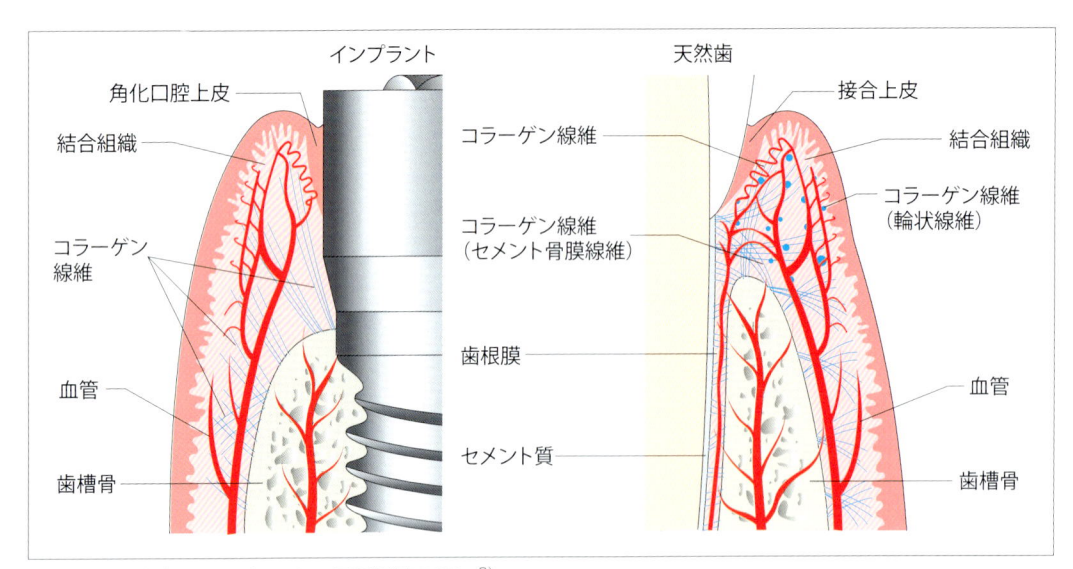

図1-5 天然歯とインプラントの周囲組織の違い[9]
天然歯の歯周組織の場合，コラーゲン線維は歯面に対して垂直に走行．
インプラント周囲組織の場合，コラーゲン線維はインプラント体と平行して走行．天然歯よりもコラーゲン線維が多く線維芽細胞と血管が少ない

②周囲組織の血流

天然歯では歯根膜を取り囲む血管がみられますが，インプラントの場合は歯根膜がない分，血管分布が減少しており，炎症が起こった場合不利といえるでしょう．

③線維芽細胞が少ない

インプラント周囲粘膜では天然歯よりもコラーゲン線維が多く線維芽細胞が少なくなっています．このことは，インプラント周囲粘膜での細胞の代謝は天然歯より遅い，すなわち組織の修復能力が小さいことを意味します．

④結合組織内のコラーゲン線維の方向

天然歯の歯周組織の場合，コラーゲン線維は歯面に対して垂直でセメント質に埋入しているものや平行なものが混在しているのに対し，インプラント周囲組織の場合は，インプラント体と平行に走行しているだけになります．

⑤接合上皮

インプラントと上皮との接合部分は，上皮細胞がヘミデスモソーム*や基底膜によりチタンインプラントと接合しています[3]．

---

❶ヘミデスモソーム
上皮の基底細胞と基底版のあいだに，存在するデスモソームの半分の構造に酷似する結合組織．基底細胞は基底版を介して，下部の結合組織とヘミデスモソームで結合し，上皮と結合組織の接着を強固にしている．歯肉の付着と上皮とエナメル質との接着もヘミデスモソームからなる．

3―インプラントと骨の関係

1 オッセオインテグレーション（骨結合）

　骨組織とインプラント体との境界に炎症がなく，かつ，骨のリモデリングを妨げずに良好な結合関係が維持される状態です．骨組織とインプラント界面の光学顕微鏡像において，界面に軟組織が介在せず，直接接触していることが必要条件とされています[4]．

2 オッセオインテグレーション確立の判断

　オッセオインテグレーションが成功したかどうかは大きく次の点[8]から歯科医師が判断します．
　・インプラントの周囲組織に炎症がない
　・動揺度がない
　・インプラントが機能した際，患者さんの痛み，違和感がない
　・エックス線写真撮影でのインプラント周囲での骨吸収，エックス線透過像などが見られない
これらが逆に確認された場合には，歯科医師に報告して判断を仰ぎます．

3 骨質の分類

　歯科医師によるインプラント治療計画の立案時には，埋入予定部位の骨量と骨質が検討されます．歯科医師からの指示の理解や情報共有のために，歯科衛生士も骨の状態について把握しておく必要があります（図1-6）．

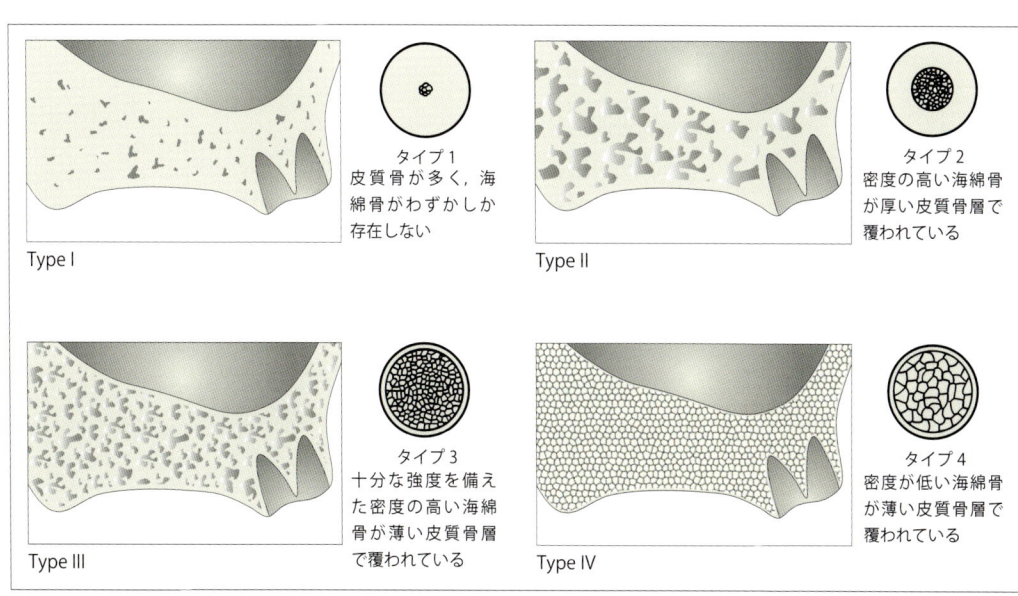

Type I
タイプ1　皮質骨が多く，海綿骨がわずかしか存在しない

Type II
タイプ2　密度の高い海綿骨が厚い皮質骨層で覆われている

Type III
タイプ3　十分な強度を備えた密度の高い海綿骨が薄い皮質骨層で覆われている

Type IV
タイプ4　密度が低い海綿骨が薄い皮質骨層で覆われている

図1-6　骨質の分類[5],[22]

4—インプラント周囲疾患 (periimplant disease)

インプラントにおけるおもなトラブルには，埋入手術に関係する合併症の発症，インプラント周囲疾患，審美的な問題がありますが，このうち，歯科衛生士の業務範囲で予防に関わることができるのが，インプラント周囲疾患（periimplant disease）です．患者さんのインプラントを成功に導くためにも，歯科衛生士として基本的な知識をもっておく必要があります．

インプラント周囲疾患は，進行段階によって，インプラント周囲粘膜炎とインプラント周囲炎に分けられています．インプラント周囲疾患の病態の進行を図1-7に示します．

第1期（初期）
インプラント周囲組織歯肉に限局した炎症
エックス線所見では骨接合の破壊吸収などの変化無し

↓

第2期（進行期）
インプラント周囲歯肉の炎症
エックス線所見で明らかな骨の吸収像を認める
疼痛や違和感など臨床症状は無い

↓

第3期（病態確立期）
疼痛や違和感など明らかな臨床症状がみられる
インプラント周囲組織からの出血，排膿などがみられる
インプラント体の動揺は無い

↓

第4期（撤去適応期）
インプラント体の動揺度が顕著となり自然脱落，もしくは手術による撤去を余儀なくされる
インプラント周囲組織にの骨吸収が拡大し，広範囲に及ぶ

図1-7 インプラント周囲疾患の病態の進行[15]

1 インプラント周囲粘膜炎（periimplant mucositis）

インプラントを取り巻く軟組織に限定して生じる炎症性変化です．通常の歯周組織における歯肉炎に相当します．

1）インプラント周囲粘膜炎の評価
表1-1に示すインデックスを用い評価します．

2）インプラント周囲粘膜炎への対応
まず，炎症の起こっている部位が周囲粘膜炎なのか，周囲炎なのか見分ける必要があります．まず視診で炎症や浮腫を確認し，エックス線写真で骨吸収の有無をみます．骨吸収が確認されず，周囲粘膜炎と判断されれば，歯科医師の治療計画と指示に基づきプラーク除去を行い，炎症を消退させるようつとめます．歯科医師が局所に抗生剤投与をすることもあります．

表1-1 インプラント周囲辺縁粘膜の状態の評価に用いられるインデックス[7]
- 0：正常な粘膜
- 1：軽度の炎症（変色，軽度の浮腫）
- 2：中程度の炎症（発赤，浮腫）
- 3：重度の炎症（発赤，浮腫，潰瘍を伴う）

2 インプラント周囲炎（periimplantitis）（図1-8）

軟組織病変に進行性の骨吸収を伴う場合をいいます．通常の歯周組織における歯周炎に相当します．

インプラント周囲炎はインプラントの歯冠側から起こり，根尖側部分では結合状態が維持されます．そのためインプラント表面全体に炎症が進行するまでインプラントは動揺しません．

インプラント周囲の骨吸収量については，インプラントが機能してから最初の1年で，インプラント周囲歯槽頂の骨が平均で0.9～1.6mm吸収するとされています．その後経過観察期間中に年間の骨吸収量は0.05～0.13mmに減少します[3]．

1）骨吸収の原因[8]

インプラント周囲疾患の直接の原因は過度の荷重または，細菌感染であり，間接的な原因として喫煙などが加わります．これらの原因から炎症性反応が始まり，インプラント周囲の骨吸収が生じるようになります．一方，過重のみで骨吸収が起こり炎症所見が認められないパターンもあります．

（1）過度の荷重

インプラントにかかる力学的荷重の要素には，インプラントの埋入数，埋入位置（荷重の分散に適切であるか），適切な咬合性を確立できているか，などが考えられます．

過度の荷重負担が加わると，アバットメントなど上部構造に変化が生じます．アバットメントのスクリューの緩みの発生率は，装着後最初の診査で6～49％です．過重状態が持続すると，インプラント頸部のオッセオインテグレーションが消失することがあります．

これを未然に防ぐために歯科衛生士は，咬合習癖があって咬合力が強い患者さんや歯ぎしりを行っている患者さんをチェックします．咬合状態の確認は歯科医師にゆだねます．

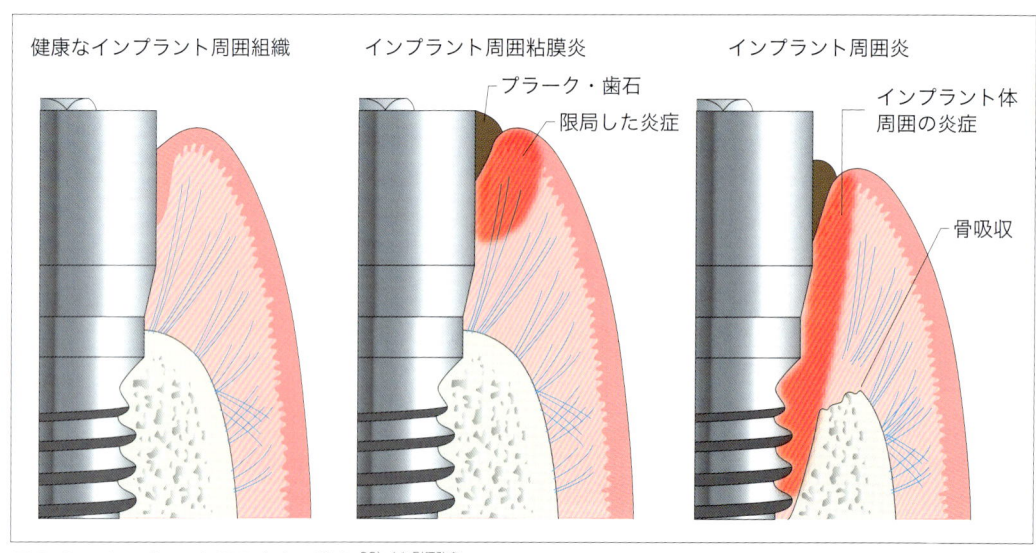

図1-8 インプラント周囲疾患の進行 [23] より引用改変

(2) 細菌感染

いくつかの研究によって，天然歯の慢性歯周炎の細菌叢とインプラント周囲炎における細菌叢とは似ている点が明らかになっています．

天然歯の場合，歯根膜線維が存在しバリアとなってバクテリアの侵入を防ぎますが，インプラントの場合，歯根膜線維が存在しないためバクテリアの侵入から歯周組織を守りきれず，天然歯に比べ歯周病菌が骨を破壊していくスピードが速いとされています．

また，歯周病因子は無歯顎患者のインプラント周囲溝では少なく，一方，部分欠損の患者ではインプラント周囲炎が発生しやすい，とする研究報告もあります[3]．

2）インプラント周囲炎に対する処置

インプラント周囲炎が存在する場合，アメリカではディブライドメントの後 0.12％グルコン酸クロルヘキシジンでインプラント周囲を洗浄します（ただし，日本では 0.12 の濃度での使用は不許可になっています）．

日本では，治療法として，プラークコントロールの再指導，ディブライドメント，機械的清掃，抗菌療法，喫煙への対応などが挙げられており，症例に応じて対応します．さらに治療指針を立てるための細菌検査をはじめとする諸検査や，過重負担に対する咬合調整，ブラキシズムへの対応も症例に応じて行われます．その後，再評価が行われ，外科手術の適否が判断されます[9]．

3 インプラント撤去になる場合

インプラント撤去の適応にはガイドライン[3]があり，インプラント体周囲の高度の骨吸収（図1-9），審美を考慮したインプラント体表面の露出，急速で著しい骨吸収などがみられると，残念ながら撤去することになります．歯科衛生士としては，このような状態にならないように，患者さんとともにメインテナンスをしっかり行っていく必要があります．

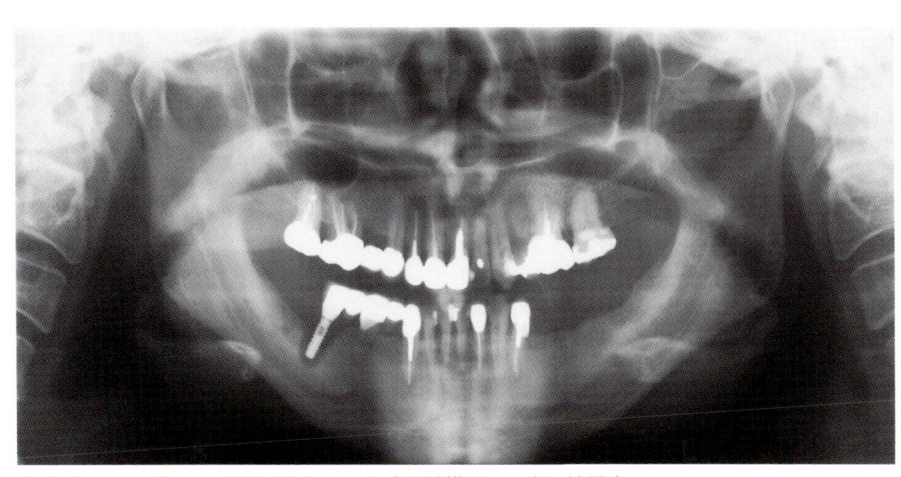

図 1-9 インプラント周囲炎を起こした歯周組織のエックス線写真
著明な骨の吸収がインプラント体周囲に起こっている

2

第2章
インプラントのためのコンサルテーション
～インフォームドコンセント

1 治療開始までの流れ
2 患者さんへのコンサルテーション
3 全身・口腔状態についての情報収集
4 歯科医師による診断と治療計画の立案
5 インフォームドコンセント

1—治療開始までの流れ

　インプラント治療における歯科衛生士の役割は，日本ではインプラント治療を希望する患者さんへの対応，手術時の歯科診療補助，術後のメインテナンスに大きく分けられます．とくに治療開始前までの患者対応は，術後のメインテナンスと同様，歯科衛生士のスキルが問われるところです．

　インプラント治療導入にあたって重要なのは，患者さんと十分なコミュニケーションがとれていることです．ここで歯科衛生士は重要な役割を果たします．患者さんが治療を選択するまでに歯科衛生士は，歯科医師の指示を受け患者さんと相談をし（コンサルテーション），患者さんの希望や不安を的確に把握して対応することが必要です．その後，治療に向けた情報収集，インフォームド・コンセントを行い，患者さんが望む安心・安全な治療を実現できるようにサポートすることが求められます．

　コンサルテーションから治療前までのおおまかな流れを下記に示します（**図2-1**）．

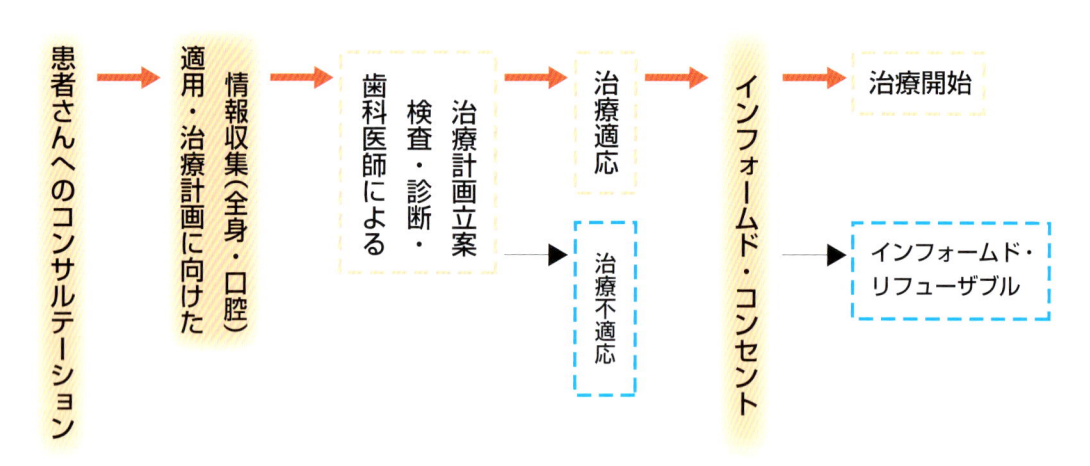

図2-1　インプラント治療開始までの流れの一例（概要）

2―患者さんへのコンサルテーション

1 コンサルテーションとは

　コンサルテーションとは，「専門家との相談・協議，専門家の判断や鑑定を受けること」とされています．専門家として患者の期待と求めに応じて，提案，指示，アドバイスを提供するのがコンサルテーションです．カウンセリングは専門家の助言や提案は前面に出ず，主としてクライエントの気づきによって問題解決をもたらすことを期待する手法なので，アメリカの歯科医療現場では，通常カウンセリングではなく，コンサルテーションという用語が使われています．インプラントにおける歯科衛生士の役割もコンサルテーションです．

2 インプラントにおけるコンサルテーション

　ここでは米国での例を紹介します．

1）説明内容

　説明する内容は次のようなものです．10～15分程度の時間のなかで，大まかな説明をチェアサイド等で行います．

（1）インプラントと治療の概要

　インプラントとは何か，素材，埋入方法，手術回数（1回，2回），術後の状態，インプラントの歴史（長年行われているため安心），費用についてなど，インプラントとその治療はどういったものかについて伝えます．

例として，このような伝え方をします
（内容は歯科医師に確認のうえ行いましょう）

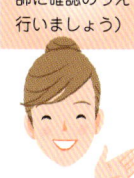

「インプラントとは，歯がなくなったところに，かわりに人工の歯を入れることです」
「はぐきを少し切って，骨に穴を開けて人工の歯を植える手術をします．手術の回数は1回か2回です」
「手術のあとは，少しの間やわらかいものを食べるなどの注意がいります」
etc...

（2）ホームケアの重要性

　インプラント周囲炎の予防は，毎日のブラッシングがなによりも重要であることを説明します．

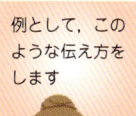

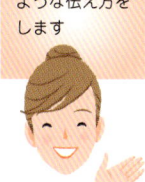

例として，このような伝え方をします

上にかぶせた歯との境目があり，食べかすや歯垢がたまりやすいので，毎日よくお手入れしていただくことが，とても大事です．
etc...

（3）定期的に来院していただく必要性

　インプラントを埋入したあとのメインテナンスが必要であることを十分に説明します．

例として，このような伝え方をします

「自分の歯ではなく，人工のものをいれているので，お手入れが重要になります．ご自分でできない部分については，私たちがチェックしますので，定期的に来院していただく必要があります」
etc...

2）コンサルテーションの基本ポイント

コンサルテーションの際には，次のようなポイントをおさえて行います．

①平易な言葉で説明する

　専門用語の使用を控えて，患者さんにわかりやすく説明します．

②視覚素材を使う

　少なくともパンフレット，できれば動画を利用し患者さんに説明するのがのぞましいでしょう．インプラント埋入などの手順を立体的に示すことで，患者さんもイメージが湧き理解しやすくなります．

③インプラント埋入手術経験者の感想を伝える

　インプラント埋入に不安をもっている患者さんには，インプラント治療を受けた患者さんからのメッセージや，感想のビデオなどを示すのも有効な手段です．

　また，患者さんの多くは，インプラントの手術は痛いのか？，埋入後は腫れるのか？，すぐに噛めるようになるのか？，費用は1本いくらになるのか？，などについて共通に不安をもっています．待合室に，インプラントに関して多くよせられる質問をQ＆Aとしてまとめた小冊子を置いておくなどして，患者さんが不安に思う部分を取り除くことができるような工夫をするとよいでしょう．

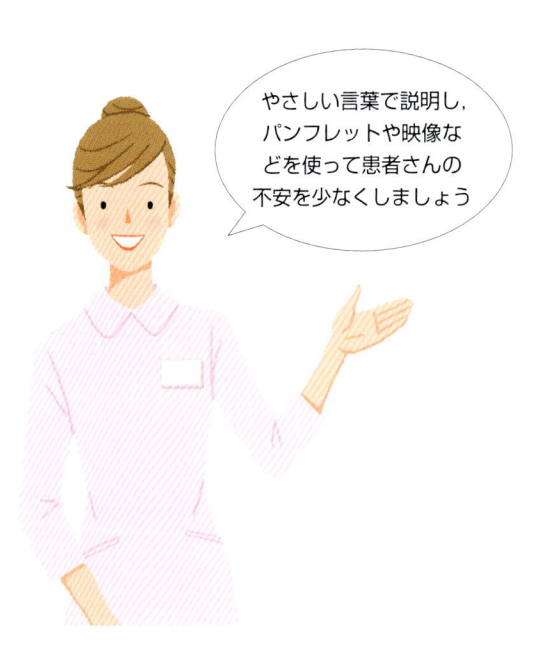

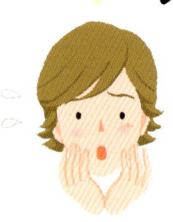

3 治療希望のタイミングとコンサルテーションの行い方

コンサルテーションの行い方や内容は患者さんが治療を希望した時期によって変わります．おもに次の4つのケースに分かれます（図2-2）．

1	患者さんがはじめからインプラント治療を希望して来院するケース
2-a	一般の歯科治療の診査後，担当医よりインプラントをすすめられ希望するケース
2-b	担当医よりすすめられた時点では断ったが，あとから気持ちが変わって希望するようになるケース
3	リコールで来院した際に希望するケース

図2-2　インプラント治療の希望時期

1）はじめからインプラント治療を希望して来院した場合

インプラント治療をはじめから希望して来院される患者さんは，自分で調べた知識をもって来院される場合が多いこともあり，とくにコンサルテーションが重要になります．一口にインプラントといっても，シンプルな1本埋入もあれば，複数を埋入するもの，またバータイプの可撤式義歯などもありますので，患者さんがどのようなインプラントを希望して歯科医院に来たのか，それぞれのインプラントの特徴を説明しながら確認する必要があります．その際，改めてインプラントを希望する理由についても，専門家の立場で聞き取りを行います．

2）初診時の診査結果から，インプラントをすすめられ希望した場合

インプラントの有用性を担当歯科医より説明を受け希望されるケース（2-a）や，その時点では希望しなかったが途中で希望されるようになるケース（2-b）など，当初はその意志はなかったけれども気持ちが変わって治療を受けたいと思うようになった患者さんは，インプラント自体をよく理解されていない場合があるので，歯科医師の治療計画に沿って歯科衛生士がインプラントについて説明する必要があります．

もちろん歯科医師からも患者さんへの説明はありますが，歯科医師に聞きづらい内容や，治療費などについても，患者さんが納得，満足し，疑問点がなくなるように時間をかけて説明をするようにしましょう．とくに2-bの患者さんは，なぜ気持ちが変わったのか，その理由について確認をとっておくことが重要です．

質問例：
「どうしてインプラント治療を受けようと思うようになられたのですか？」

患者さんの本当の気持ちや希望を把握して歯科医師に伝えましょう

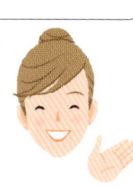

3）リコール時に希望した場合

　リコール時にインプラント治療の希望が出された場合のコンサルテーションで注意する点は，まず，前回のリコールからの期間がどのくらいあいているか，その間に患者さんが他の歯科医院に行っていないかを確認します．前回来院時から期間が長くあいている場合は，口腔内の状態が変化していないかチェックします．

　また，2-bの患者さんと同様，なぜインプラントを受ける気持ちになったのか，確認をしておくことが重要です．たとえば，「義歯があたって痛いから」「ブリッジが審美的に嫌だから」など，患者さん側の理由はさまざまです．その点を聞き出し，患者さんにとって最善の治療が提供されるように歯科医師に報告する必要があります．

　コンサルテーションに入る際は，必ず歯科衛生士であること，教育を受けた専門職であることを伝えます．できれば歯科医師から紹介してもらうと，患者さんからの信頼感も得られるのでよいでしょう．

　なお，歯科衛生士は，歯科医師による診断から治療計画が出された後，コンサルテーションを補うこともあります．患者さんが歯科医師に聞きづらいこと，治療や対応についてわからない点，不安な点，不満などは，歯科衛生士がコンサルテーションを行い，患者さんの疑問点にこたえて不安の軽減をするなど安心感を補うことで，精神的な面からもサポートすることができます．

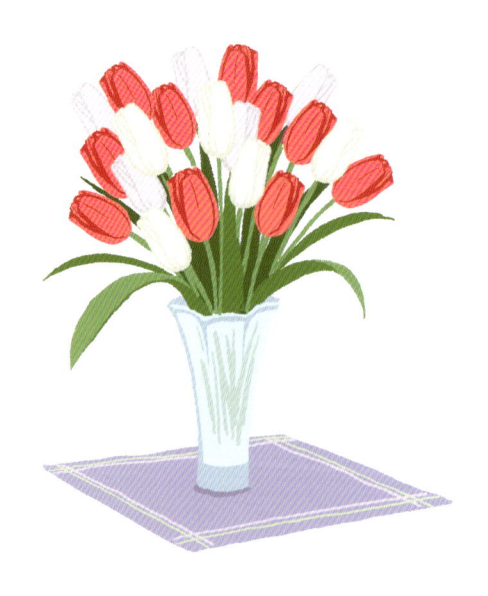

3―全身・口腔状態についての情報収集

　患者さんが希望するインプラントの治療について治療計画を立てる必要があることを説明し，そのために患者さんの全身状態について質問を行うこと，および口腔内の状態を検査する旨を伝えます．

　歯科医師がインプラント治療を検討する際に必要とするおもな情報収集のうち，歯科衛生士が行う事項は，次のようなものです．

1）問　診

　患者さんがインプラント手術を行うのに適応かどうかという診断を歯科医師が行うための情報収集の1つとして，歯科医師の指示のもとに問診を確実に行うことは重要です．

　インプラント治療には観血処置も含まれるため，とくに感染症のリスクが高い患者さんには問診をしっかり取る必要があります．問診があいまいだと，インプラント埋入後に起こり得る感染症によって，インプラント治療を成功に導けないこともありえます．

　問診では次の事項を確認します．

（1）既往症・基礎疾患・家族歴

　免疫疾患，腫瘍，循環器系疾患（心筋梗塞，狭心症，心臓弁膜症，先天性疾患，高血圧），脳血管障害，血液疾患，貧血の有無，肝臓，腎臓疾患，内分泌系疾患，骨系疾患，妊娠の有無などに注意をしながら聞き取りを行います．

　糖尿病の患者さんや放射線療法，ステロイド療法を受けている患者さんはインプラント治療において合併症を発現する可能性があります．

　精神的な事柄，たとえばパニック症候群がないかなどについても歯科衛生士が問診のなかでチェックしておきます．

（2）服用薬

　患者さんが服用している薬について確認します．

　患者さんが問診表を記入した後，誤りがないか，患者さんの判断で記入を控えている必要事項がないかを，歯科衛生士がチェックする必要があります．基礎疾患に関する薬についてはもちろん，たとえば女性の場合，ピルを服用していても自己判断で問診表に記入しない患者さんがいるので，歯科衛生士が「ピルを服用していませんか」などと具体的に患者さんに聞くこともあります．

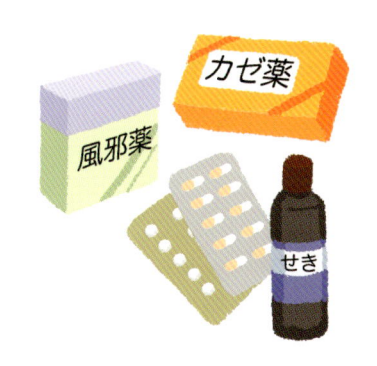

　また多くの患者さんが記入をしない，漢方薬やサプリメントの摂取についても確認し，さらにそれが自己判断での服用なのか，担当内科医より指示を受けての服用なのかも知る必要があります．

　薬剤とは少し異なりますが，ハーブなどの薬草についての服用状況も患者さんに聞くようにします．

（3）バイタルサイン

心拍数や血圧を測定します．

（4）生活習慣（喫煙，アルコール摂取についてなど）

ヘビースモーカーやアルコール依存の患者さんは，インプラント治療において合併症を発現する可能性があります（**表2-1**）．アルコール依存症や喫煙に関しては，事実を話すことを拒む患者さんがいるのが現状ですが，喫煙については歯肉の色調，歯の着色状態などから判断を行うことが可能です．

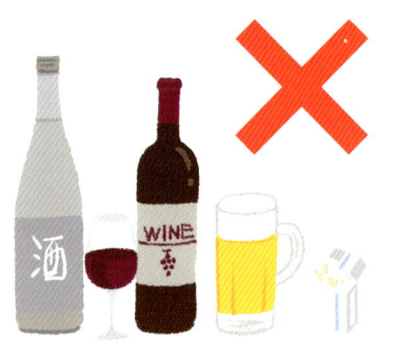

アルコール依存 ×　　　タバコ ×

表2-1　インプラント治療において合併症を発現する可能性のある要因

糖尿病
放射線療法
ステロイド療法
アルコール依存症
喫煙

コラム　喫煙とインプラント

喫煙者におけるインプラント治療では，喫煙は不成功の要因であるという論文がいくつも発表されています[10]．喫煙は，インプラント治療における合併症発現の要因になり，術部の回復にも影響を与えます．

インプラント埋入を受ける予定の患者さんが喫煙者だった場合，歯科衛生士は患者さんに禁煙の意思を確認し，禁煙方法について一緒に考えることが必要になります．

(5) 内科での定期検診

1年に1回は内科の定期検診を受けてもらう必要があります．問診時に患者さんが受けていた直近の検診が1年以上前の場合は，現在の正しい情報を得るため，患者さんに再度，内科での定期検診を受けていただくようにすすめます．

問診の重要性を患者さんに理解させ，内科での検診を受けてもらうことを納得していただくように導くのも歯科衛生士の役目となります．問診票には患者さんが受けた最後の定期検診の日付そして主治医の病院名，担当医名，電話番号を記録しておきます．

米国では，問診内容を記録し終えたら，必ず患者さんに署名をしていただき，聞き取りを行った歯科衛生士も署名します（**図2-3，4**）．

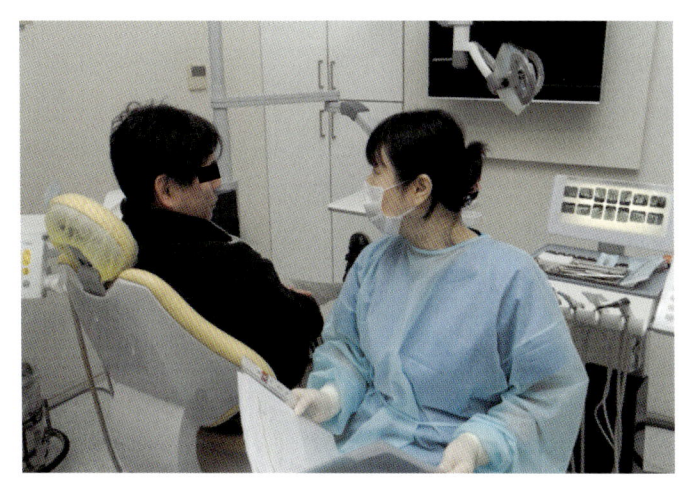

図2-3 問診
問診票を患者さんに見せないまま行ってはいけない．

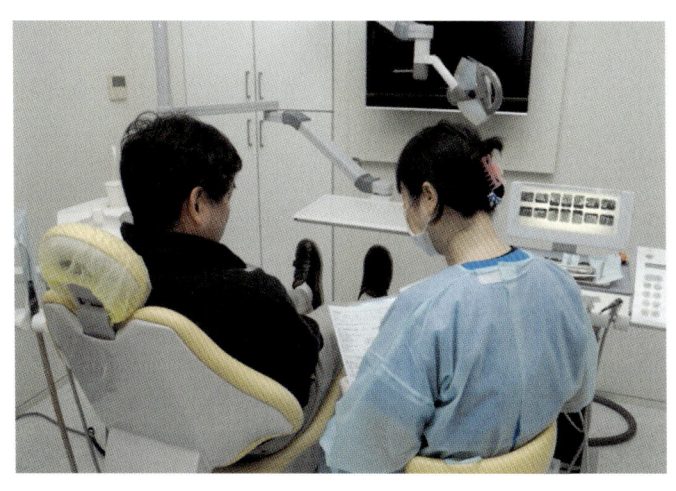

図2-4 問診票への署名
患者さんが書いた問診に対する内容を双方で確認した後に行う．

2) 口腔内診査

(1) デンタルチャートの記載

まず視診で口腔の軟・硬組織についての問題点を確認します（図2-5）.

確認するポイントは歯肉の色調や表面の性状，小帯の位置，骨隆起の有無，口腔乾燥症，残存歯の齲蝕の有無と状況，修復物，補綴物の有無，欠損歯，磨耗，咬耗の有無，咬合状態やナイトガードの有無やホワイトニングを行っているかなどについてです．チェックした結果をデンタルチャートに記録します．

とくにインプラント術部の周辺の残存歯の齲蝕や歯肉の炎症は事前に十分チェックし，インプラント手術以前に歯科医師に伝えておく必要があります．

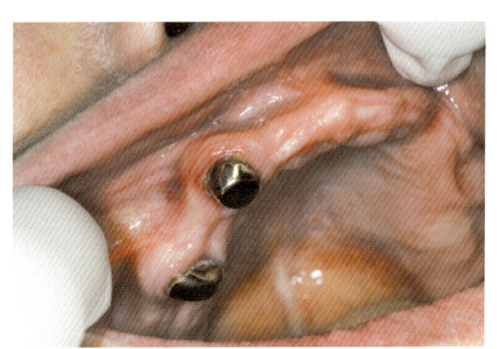

①口唇を上顎歯槽部まで上げて確認
②口唇を下顎歯槽部まで下げる 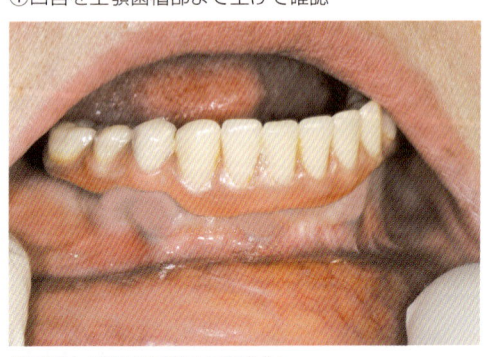
③頬粘膜も検査 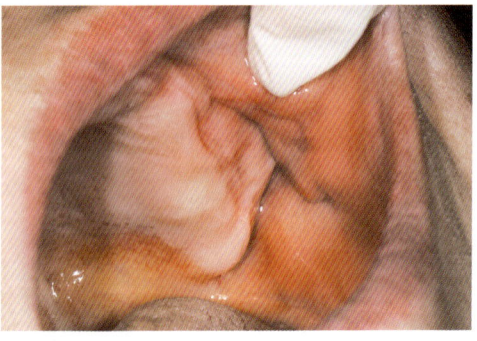
④舌診査，舌苔もチェック 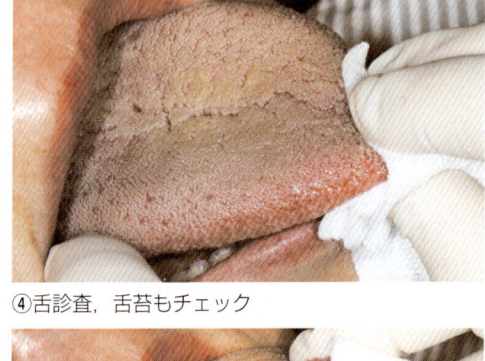
⑤舌の側面もチェックする 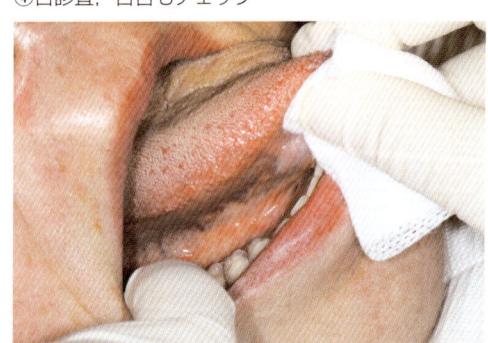

図2-5 口腔内組織の確認方法

（2）口腔内写真撮影

術前の口腔内写真は手術後の重要な資料となります．

撮影には2つの方法があります．1つは，歯科用一眼レフカメラで撮影する一般的な規格写真です．口腔内全体を把握するために使われます．

もう1つは，アメリカで多く使用されているペンタイプのカメラによる撮影です．咬合面の溝に発生する二次齲蝕やレジン充塡部分で修復が再度必要とされる部位，口腔衛生状態が良くない部位の説明などに効果を発揮します．

3）エックス線写真，CTの確認

歯科医師がエックス線写真撮影（**図2-6**），CT撮影を行った後，歯科医師が読影をします．

歯科衛生士も情報を共有するために，歯科医師の指示に従い，読影をする必要があります（**図2-7**）．

図2-6 骨がインプラント埋入に適した幅をもっているかなどをみる

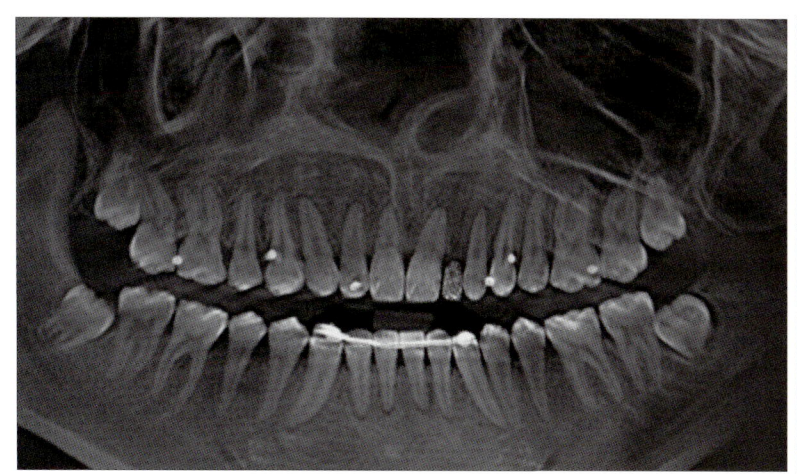

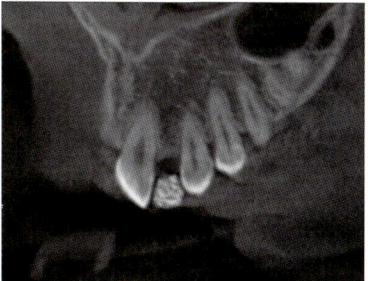

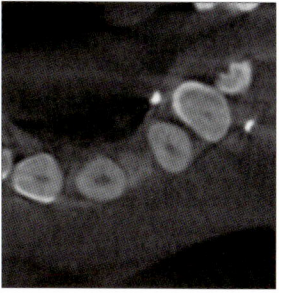

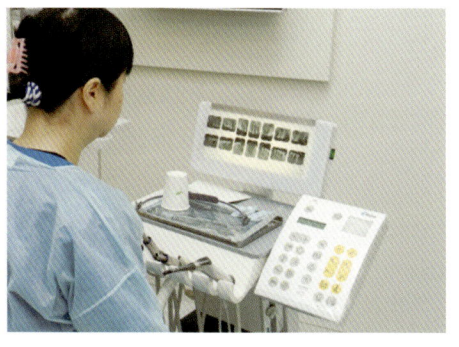

図2-7 エックス線写真の読影
患者の口腔状態を把握するためには重要．

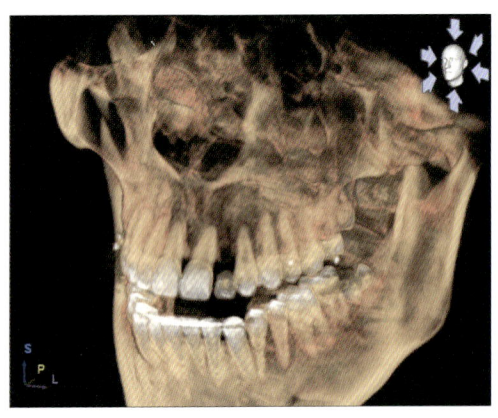

図 2-8　CT 画像

読影の際は，次のような個所がポイントとなります．
・術前の骨の状態とその周囲の解剖学的状態
・顎関節の状態
・下歯槽神経の位置
・オトガイ孔の開口部
・上顎洞の位置

インプラント埋入時に神経麻痺を起こさないためにも重要です．

CT では 3 次元的に解剖学的な形態，位置の把握，骨量，骨幅，骨高径，齲蝕の有無，隣在歯の状態，歯周組織の状態についての情報が得られます．自家骨移植が必要と判断される場合，骨をどの部位より採取するかの決定を歯科医師が行うための，重要な情報源です（図 2-8）．

4）スタディモデルによる咬合状態の検査

スタディモデルを製作する目的は次のような点にあります．
・残存歯や欠損部の骨の状態や対合歯関係の診査ができる
・咬合平面の審美，機能の診査

5）ペリオアセスメント

歯周ポケットの数値，BOP，歯肉退縮，動揺度，付着歯肉について調べます．

歯周疾患がある場合は歯周病菌がインプラント埋入部位の治癒に影響を与えてしまうので，インプラント治療に入る前に歯周疾患の処置は終えておかなければなりません．

6）口腔外診査，写真撮影

口腔外診査では，顎関節音の有無，最大開口量等を調べます．顎関節に問題が認められればその点を記録しておきます．

写真撮影は，リップラインの位置，形態をインプラント埋入前後での比較，評価を行う上で必要です．顔貌の対称性や形態の把握，審美をとくに重視する場合は，リップラインについて記録を残します．

7）口腔衛生状態

　口腔衛生状態の不良は，インプラントの治療計画を妨げる要因となります．状態の良くない患者さんには，ホームケアでの口腔衛生状態が良くなってからでないと，インプラント治療に入れないことを説明し，時間がかかってもホームケアのモチベーションを上げるように指導を行う必要があります．

　また，歯肉の状態が悪いままでは治療計画を立てるのは困難であるため，歯石除去，プラーク除去，着色除去を確実に行います．たとえ時間がかかっても，状態が良くなるまでリコールに来院してもらいます．

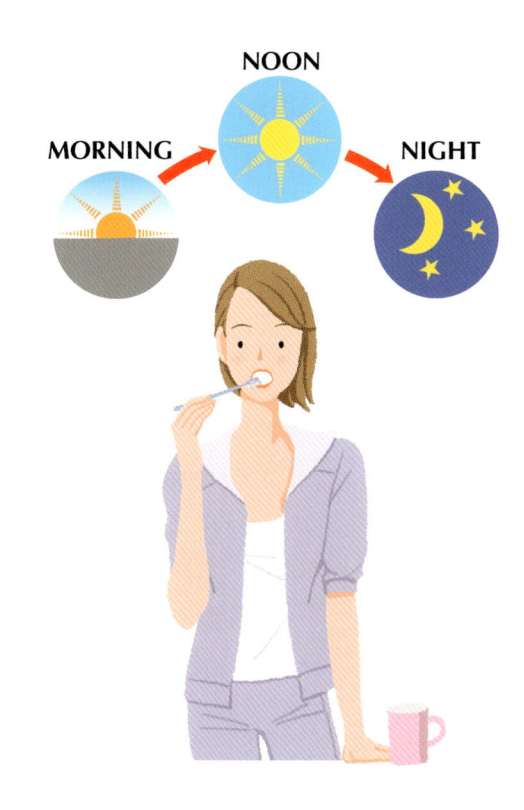

4—歯科医師による診断と治療計画の立案

1) インプラント治療の適否の診断

情報収集した資料などを使用し，歯科医師が骨量，骨質，咬合，他全身について改めて検査した結果，患者さんがインプラント治療の適応か否かが診断されます．適応の場合は，患者さんに対して治療計画の説明が行われます．

なお，インプラント手術は口腔外科手術ですので，禁忌症などについてはそれに準じます．

(1) 全身疾患

特に血液疾患や心臓疾患がある患者では，注意が必要です．また，胃癌などでビスホスホネートの服用をしている場合は，骨壊死を起こす可能性があるため相対的禁忌となります．糖尿病や高血圧症の場合は，内科主治医と対診し，コントロールが良好な場合は適応症となります．

(2) 喫煙者

喫煙者の場合は，喫煙により創傷治癒が遅延するため，創面の裂開が起こる可能性があるなど，リスクが高いことを説明し，禁煙をしてもらうのが望ましいといえます．ただし，どうしても喫煙をやめられない場合は，歯科医師が治療を進めるか否か判断し，手術を行うことになった場合は，上記のリスクに対して同意してもらう必要があります．

(3) 口腔衛生状態の不良

口腔清掃指導を行っても口腔衛生状態が不良の場合は，埋入手術後に術後感染を起こしやすく，またメインテナンス期にインプラント周囲炎を起こしやすいため，不適応の診断となります．

2) 治療計画に必要な資料

適応と診断された患者さんには，治療計画が立てられます．

資料としては，問診結果，エックス線写真，口腔内写真，プロービングチャート，スタディモデル，必要に応じて CT 撮影が必要となります（前述）．

3) 手術法の選択

角化粘膜や骨量が十分な場合は，1 回法と 2 回法とでは成功率に変わりはありません．しかし，角化粘膜の欠如，骨欠損などがある場合や歯槽骨の幅や高さが足りない場合は，GBR 法などの骨造成などが必要となり，1 回法では比較的感染の危険性があるため，2 回法で行うほうがよいとされます．

骨の量が不足していて，そのままではインプラントが植立できないような場合に行うインプラント埋入手術に伴う骨造成法には，GBR 法（骨再生誘導法），ソケットリフト，サイナスリフト，ボーンスプレッディングなどがあります（図 2-9 〜 12）．

4) 患者さんへの説明

患者さんには，インプラントに対する基本的知識，メインテナンスの重要性，治療費などについて歯科医師からも説明がなされます．特に患者さんがインプラント治療に対して過大な期待を抱いていることがあるため，患者さんとはよく相談しておく必要があります．

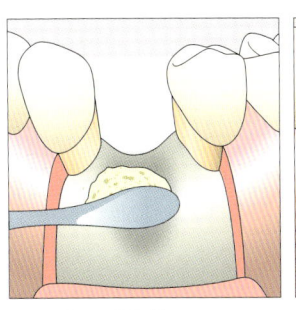

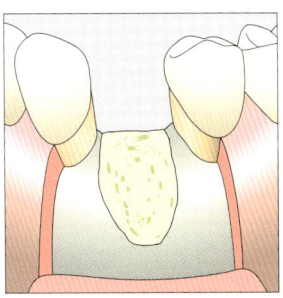

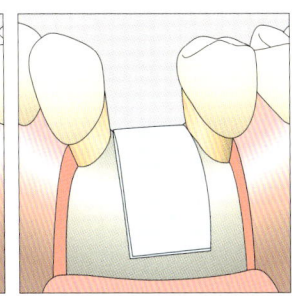

図 2-9 GBR 法
歯肉を切開し，骨の材料になるものを乗せます．骨の再生を助けるためメンブレン（遮蔽膜）をおき，歯肉を戻し，骨の造成を待つ方法です．

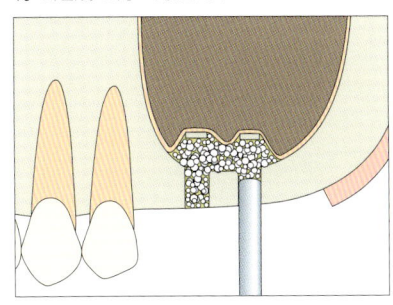

図 2-10 ソケットリフト
オステオトームという器具を用い上顎洞の底の粘膜を押し上げ，そこにできたスペースに人工骨や自分の骨を充塡し，骨量を確保する方法です．

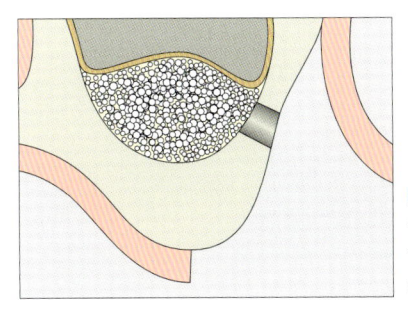

図 2-11 サイナスリフト（側方アプローチ）
骨がごく薄い場合，上顎洞側面の粘膜を切開し，シュナイダー膜を傷つけずに骨に穴をあけます．空隙に人工骨や自分の骨を充塡し，骨量を増やす方法です．

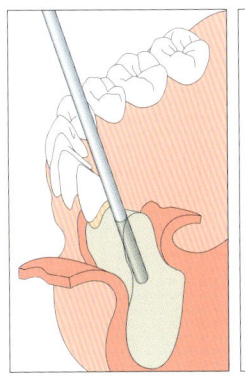

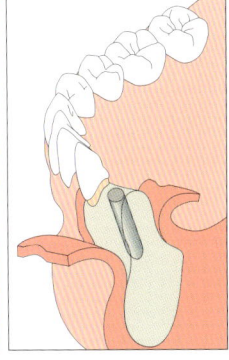

図 2-12 ボーンスプレッディング
骨幅の狭い歯槽骨に対して，オステオトームを用いて少しずつ骨を広げて，インプラントを埋入するスペースを作る方法です．

5—インフォームドコンセント

患者さんが治療を選択されたあと，同意を得る（コンセント）必要があります．

患者さんの状態や治療法を伝える点ではコンサルテーションと共通する部分もありますが，コンサルテーションでは治療に関する相談にのるという側面が強いのに対し，インフォームドコンセントは，診査などから得た情報を患者さんにすべて伝え，治療計画に対して患者の同意を得ることです．同意してもらえなければインフォームドリフューザブルとして治療はそれ以上すすめないことになります．

なおインフォームドコンセントは歯科医師が行いますが，歯科衛生士も同席し，患者さんのサポートを行う立場から，また，術後のメインテナンスを行う立場から，説明を聞いておくのが望ましいといえます．

提供すべき情報

患者さんには次の内容が提示されます．
① 患者さんの現状，治療計画
② この手術の責任者と手術に参加する職種や名前
③ 治療方法（1回法または2回法）
④ 具体的な治療内容

・インプラントのリスク，欠点
・インプラントのメリット
・代替方法（インプラントと他の補綴物の違い）
・インプラントの材質，サイズ，形態
・インプラント以外の治療計画の提案，それに伴う効果，リスク，欠点
・インプラントを埋入しない場合予測される，問題点，結果
・埋入方法，進行，手順，期間
・埋入手術において起こるかもしれない問題（痛み，腫れなど）
・インプラント埋入時間と埋入回数，埋入数，治療効果
・機能回復がどの程度であるか
・麻酔医の有無とその費用
・インプラントのメインテナンス
・費用の合計

とくに治療期間と費用については，患者さんによく理解してもらう必要があります．

治療期間については，治療方法（1回法と2回法）によって異なることが伝えられます．2回法では一次手術のあと期間をおいて二次手術を行うため，1回法より時間がかかります．また，上顎と下顎では骨とインプラント体が結合するまでの期間が異なる点も，患者さんに知っておいていただく必要があります．その際，審美的なこともふまえて患者さんに伝えられます．

費用については，まず，保険が効かないことを理解していただきます．費用の内訳（インプラント体と上部構造の補綴物の値段，骨造成に伴う骨補填，ソケットリフト，サイナスリフトなど

> ❶ インフォームドコンセント
> 医療を行う上で医師が患者さんに疾患と病状について説明をし，各種の治療方法についてその効果，危険性，回復の見込み予後や経費について説明を行い十分患者さんが理解した上で治療方法を選択同意することができる．決して医師の望む治療方法を押し付けたり長所のみを説明し短所を隠すようなことはしてはならない[2]

の処置）についての説明，さらに支払い時期，支払方法（1回払い，分割支払い・現金，振込み，クレジットカード）などが具体的に患者さんに提示されます．インプラント体に問題が生じた場合にかかる費用についてもあらかじめ説明がなされます．

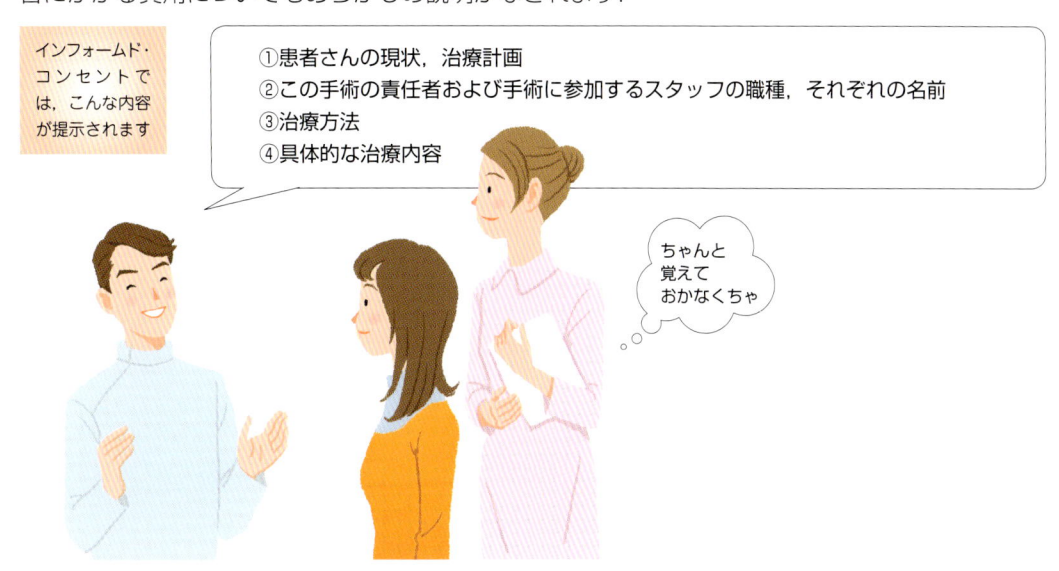

インフォームド・コンセントでは，こんな内容が提示されます

①患者さんの現状，治療計画
②この手術の責任者および手術に参加するスタッフの職種，それぞれの名前
③治療方法
④具体的な治療内容

ちゃんと覚えておかなくちゃ

2 同意書の作成

　これらの情報を患者さんがすべて理解できていることを確認し，患者さんの意思でインプラントを行うかどうかを決定して同意していただいたということで同意書がつくられます．

　この書面には「充分に説明を受け理解し同意した」旨が記載されており，患者さん自身の署名をいただきます．

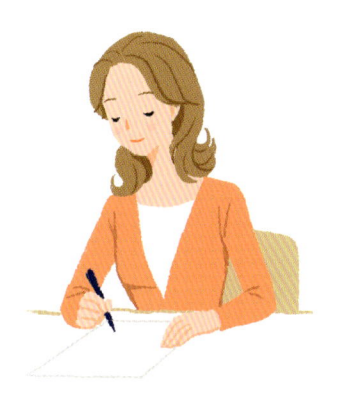

3

第3章
インプラント手術にあたり歯科衛生士がおさえておくべきこと

1 手術前の患者さんへの対応
2 手術室の準備
3 手洗い・グローブ・術衣について
4 手術について
5 手術後の患者さんへの対応

1—手術前の患者さんへの対応

1 ホームケアについて指導する

　インプラント治療においては，残存歯のプラークコントロールが重要となります．これは残存歯に付着したプラーク等の細菌叢が口腔内環境に影響を与えるからです．

　患者さん自身がプラークコントロールの重要性に気づき，自分で行う努力をしようと意識しなければ，プラークコントロールは成功しません．術後，ホームケアをおろそかにするとどうなるかを，事前に患者さんに情報提供する必要があります．

2 食事と生活に関する指導を行う

1）手術前の食事指導

　埋入するインプラントのタイプや本数により，手術した当日は普段通りに食事を行うことが困難な場合もあります．そのため，来院するまでに軽くでも食事を済ませておくよう伝えます．

2）生活上の注意事項

　前日までは手術に備えて体調を整えておくように指導します．

　口腔内外の消毒があるため，手術当日は楽でカジュアルな服装で，お化粧やマニュキュアは控えて来院してもらうよう伝えておきます．

　服用薬については，問診時に確認した薬以外は新たに飲まないように注意しておきます．

　また，手術前に下記のような術後の注意事項についても若干ふれておくと，患者さんも自分の状態について心の準備ができるのでよいでしょう．

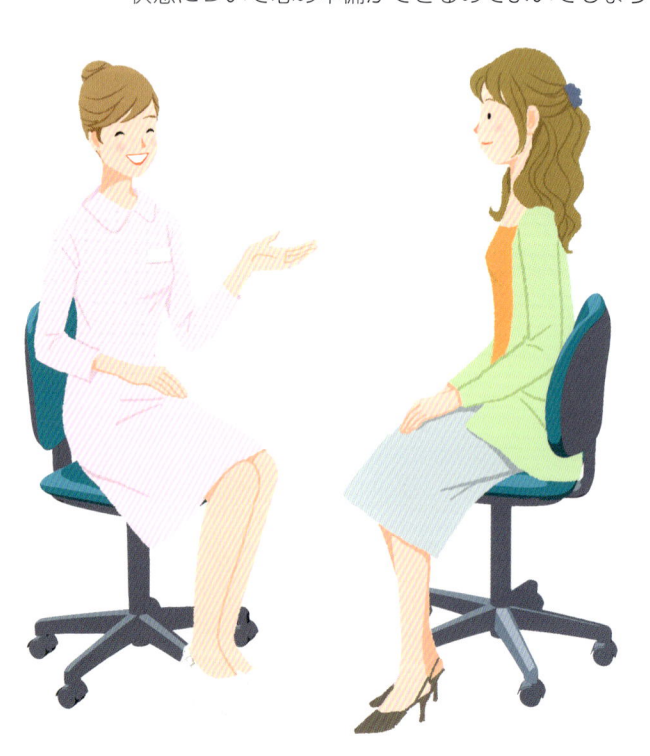

- 術後は痛み，腫れが生じたり，開口が一時的に困難となることもある．
- 術部にはあまり舌や手で触れない．うがいについてもこちらの指示に従う．
- 義歯を装着している患者さんには，手術後は装着を控えてもらう必要があることを知らせておく．本人が気にするようであればマスクを渡すようにする．

3）インプラント埋入手術の再説明

　インプラント埋入手術の概要を，もう1度手術前に患者に明確に伝える必要があります．手術の所用時間や，簡単な手順について，再確認していただきます．

　また，術中に患者が緊張したり不安がるだろうと予想される過程については，前もって知らせておくほうがよいでしょう．たとえば，顎骨をドリリングするため，響くような振動が伝わるが心配はないこと，もし痛みがあるようであれば，手を上げてくれれば麻酔を調整することなどを伝えておくと，不安の軽減に役立ちます．また，衛生上スタッフが手術着に着替えること，患者さんの顔に布をかぶせることも知らせておきます．

　説明は手術日の前日までに行います．これら注意事項についてはリストを作成し，患者さんへの言い忘れがないように1つずつチェックしながら伝え，説明後は，患者さんに必ずリストの書面を渡します．

3 ディブライドメントを行う

　歯周疾患などがコントロールされていない場合は予後が不良となることが多く，インプラント手術前に，最低でも初期治療は完了させておく必要があります．プラークコントロールの徹底やスケーリング・ルートプレーニングなどにより歯周組織の炎症の消退をはかり，口腔内をできるだけ清潔な環境にしておきます．

　手術前には，術中の感染予防のためにディブライドメントをしておきます．

4 手術直前の患者対応

　患者さんのバイタルサインを測定します．

　麻酔をかけるので，御手洗には前もって行っておいてもらいます．

　口腔内の細菌量をできるだけ少なくさせることで，術後感染の可能性を低下させるために，インプラント手術前に，洗口剤を用いてうがいをしてもらいます．歯ブラシなどを用いてプラークや舌苔の除去を行います．術中の感染予防のためにディブライドメントを行います．

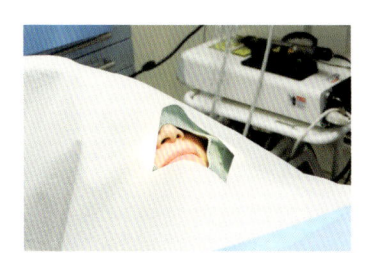

図 3-1　ドレーピング

　その後，手術室に患者さんを誘導し口腔周囲の皮膚を消毒した後，ドレーピングを行います（**図 3-1**）．

2—手術室の準備

1）手術室の消毒と準備

インプラントを行う手術室の消毒およびユニット，ライト，その周辺の器具，キャビネット，メイヨスタンド，インプラントモーター，自動血圧測定器を準備します（**図3-2～3**）．

消毒は清潔なディスポーザブルタオルで行います．一般のタオルなど1回使用したものは絶対使用してはいけません（**図3-5～7**）．

床の清掃については，かがんで雑巾で拭くのではなく，消毒液を含んだディスポーザブルタオルをモップに付けて行います．

2）器具の準備

インプラント手術用器材を器具台やメイヨスタンドにならべていく際は，器材が滅菌済みであることを忘れてはなりません（**図3-8**）．滅菌パックやカセットからの取り出しには，必ず滅菌された鉗子などを使用します．

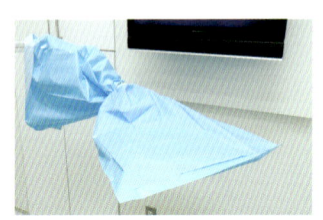

図3-2　メイヨスタンドの準備

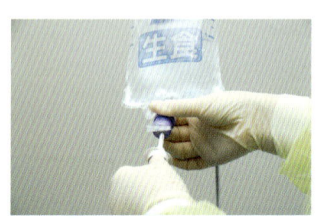

図3-3　生理食塩水

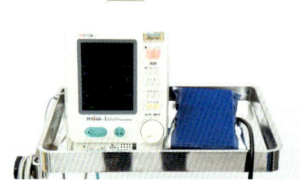

図3-4　自動血圧計（パルスオキシメータ付）を用意する

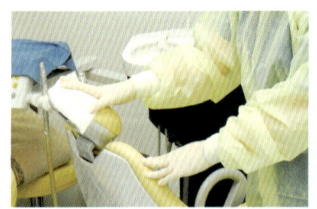

図3-5　チェアはヘッドレストのトップまでふく．

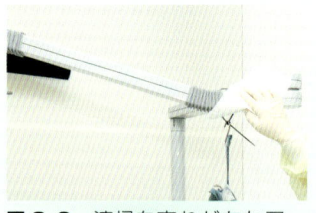

図3-6　清掃を忘れがちなアームもふく．

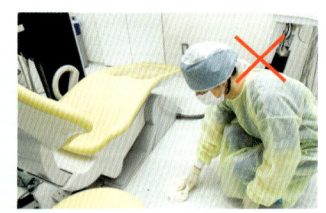

図3-7　床の清掃はかがんでぞうきんで拭かない．モップなどを使用する．

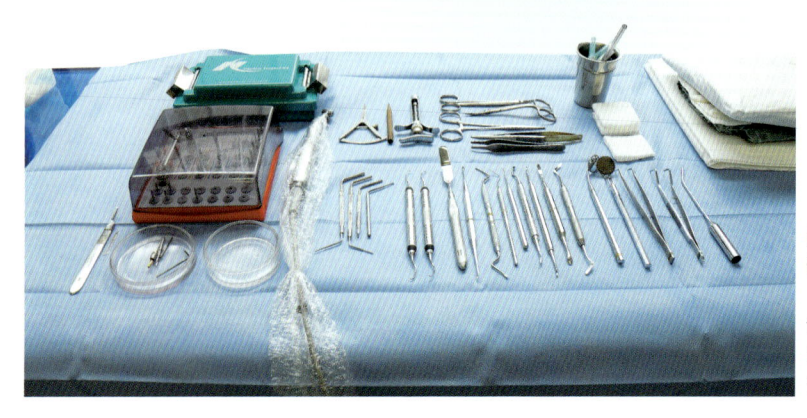

図3-8　手術用器材の準備
　インプラント用器材は，切開に用いる器具とほぼ同様であるが，その他はシステムによって異なる．

3—手洗い・グローブ・術衣について

1 手洗い

感染予防には必須です．手指の常在菌の菌数を減少させるために，また手術中グローブが破損し，手指が感染源となる危険性なども考慮し行います．

2 術衣の装着（図3-9）

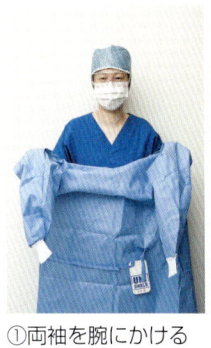

①両袖を腕にかける

②袖を通す．グローブをしていない手で術衣表面を触らないように注意する．

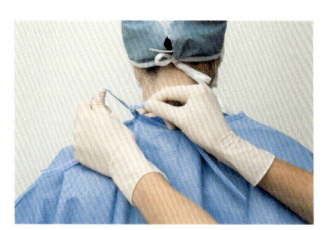

③介助者に背面のテープや紐をとめてもらう．

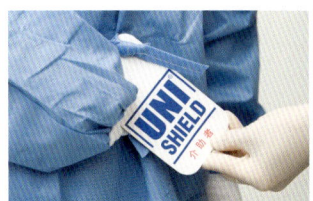

④手袋を装着したのち，術衣の腰紐についているタグを介助者に引っ張ってもらう．

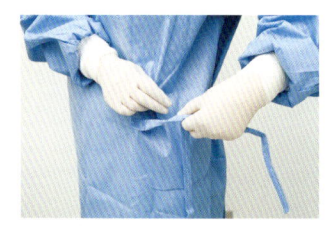

⑤タグが外れたら，直接紐を結ぶ

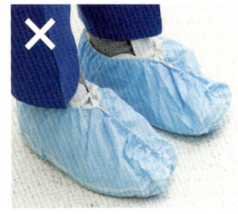

⑥足の防護衣装着　誤っている例：靴，靴下が防護衣より見えている

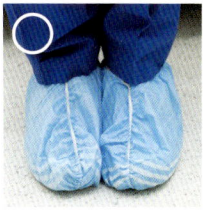

⑦正しい例：靴，靴下はすべて防護衣で覆う

⑧キャップの装着．誤っている例：頭髪がキャップより出ている

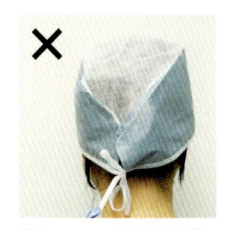

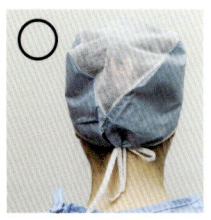

⑨キャップの装着．正しい例：頭髪はすべてキャップの中に入れる．

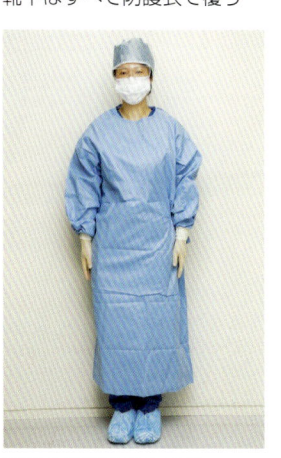

⑩術衣装着後の全身像

図3-9 術衣の装着

3 グローブの装着

グローブは清潔域を冒さないように装着する必要があります（**図 3-10**）.
なお，消毒薬などは，グローブの上からつけてはいけません．グローブ装着前に使用します．

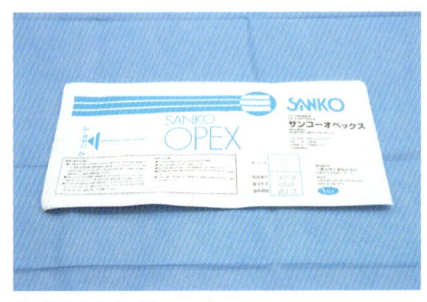

①滅菌されたグローブ．

②開封．

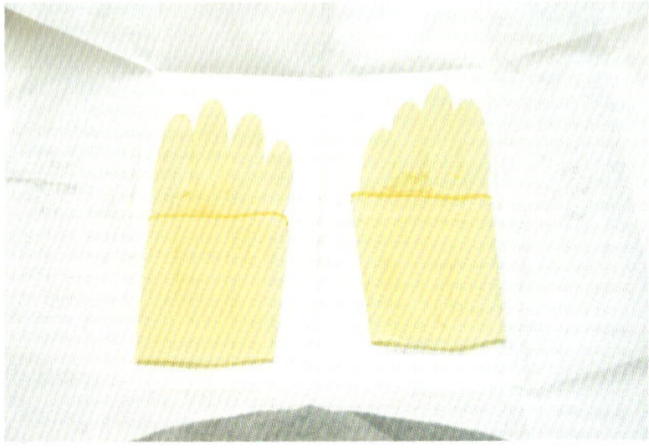

③左右のグローブの手首が折り返された状態で入っている．

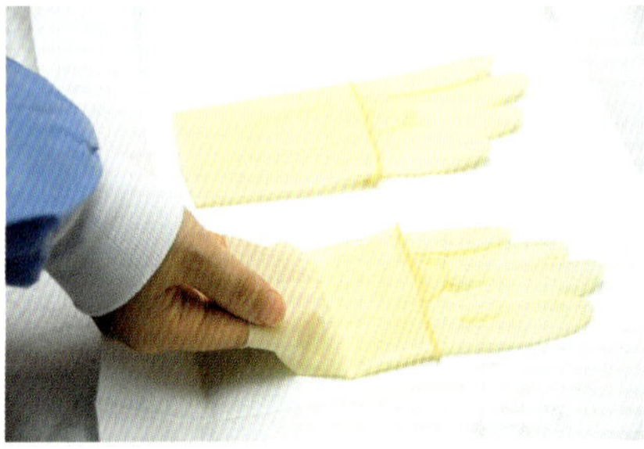

④右手で右のグローブの折り返し部分をもつ．

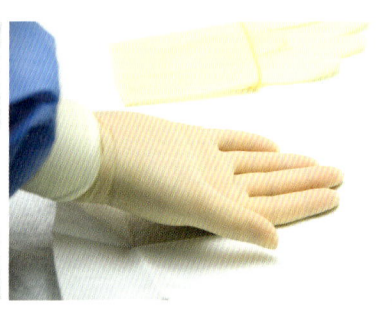

⑤左手で右のグローブを引っ張り装着．このとき手首部分はまだ折り返したままにしておく．

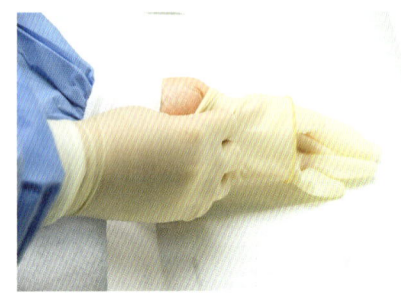

⑥次に左手を左のグローブの中に入れ，右手で折り返しの部分を持ってグローブをはめていく．

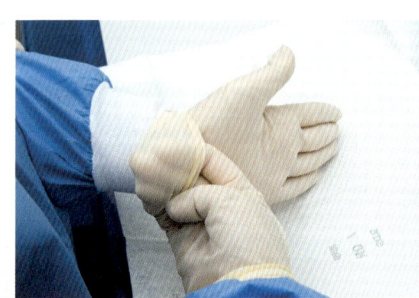

⑦左グローブの折り返し部分に，グローブをした右指を入れる．

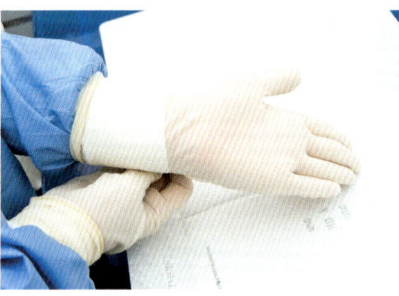

⑧術衣の手首が隠れるように折り返す．

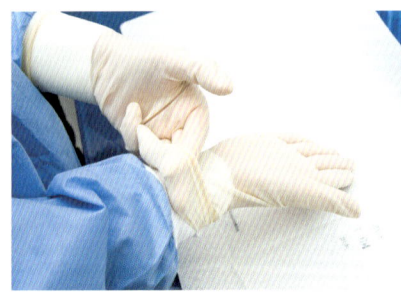

⑨同様に，右グローブの折り返しに左指を入れて，術衣の手首部分にかぶせるよう装着する．

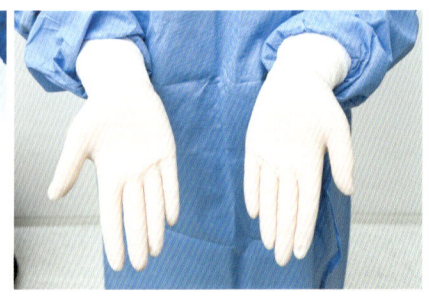

⑩グローブ装着完了．

図 3-10 グローブの装着

4 手術後の脱衣

(1) 術衣の脱衣

手術衣の表面は，血液の付着ほか目に見えない飛沫による汚染が考えられます．そのため手術衣の表側が他に触れないように，血液がついた外側の部分を指でつまみ脱ぐ必要があります（**図3-11**）．

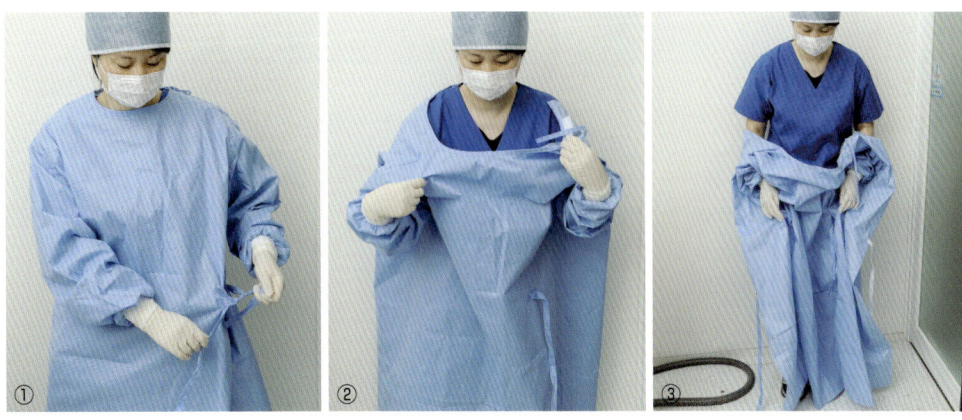

図3-11 術衣の脱衣
汚染された表側を内側に包み込むようにして脱ぐ．

(2) マスクのはずし方（図3-12）

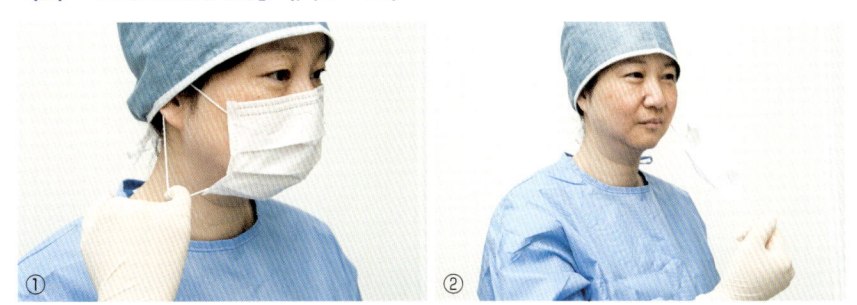

図3-12 マスクのはずし方
手袋をかけたまま，ゴム部分を引っ張りはずす．マスク正面は汚染されているので触れないようにする．

（3）グローブのはずし方（図3-13）

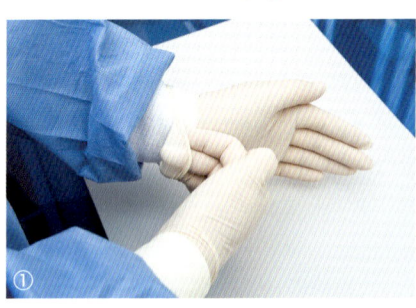

①右手で左のグローブの手首部分を持ち指先方向に引っ張る．

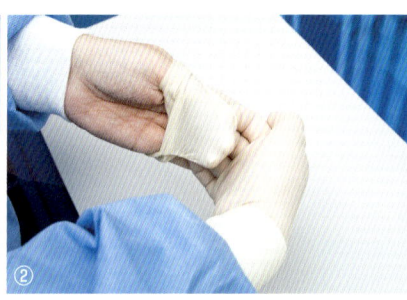

②表面の汚染部分を巻き込むようにしながら，左手指先を残してはずす．

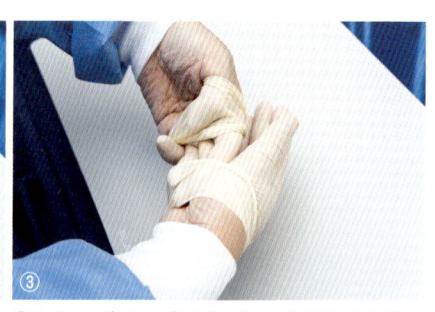

③次に，グローブを残した左指先で右手のグローブの手首部分を引っ張る．

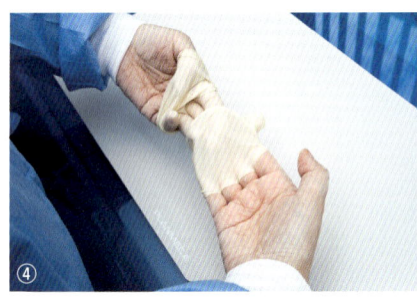

④そのまま汚染部分を巻き込むようにしてはずしていく．

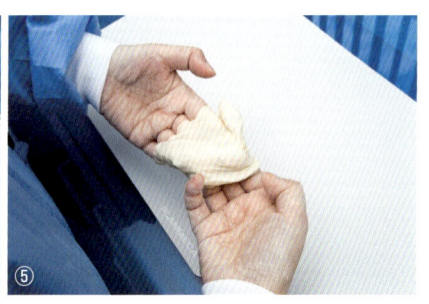

⑤表面をすべて内側に巻き込み，そのまま廃棄物入れに捨てる．

図3-13　グローブのはずし方

4—手術について

1 手術中の補助者の役割

　術者はルーペを使って手術を行うことも多く，術野の細部を見ることはできますが，視野が狭くなるため，補助者は患者の様子など全体に目を向け，術者が手術に専念できるよう心掛けるようにします（**図3-14**）．

術者の視野の確保
　ライトの操作，舌や口唇の排除，血液や唾液の吸引など行い，術者にとって術野が常に明瞭となるようにする

器材の管理
　器材の準備や器具の受け渡し．
　血液が付着した使用後の器具の清拭などを行う．

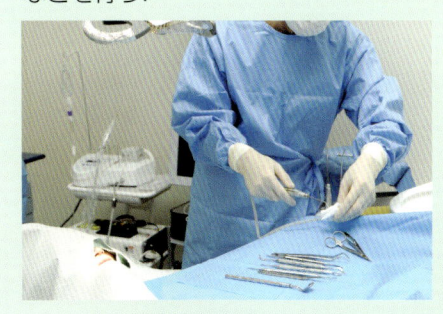

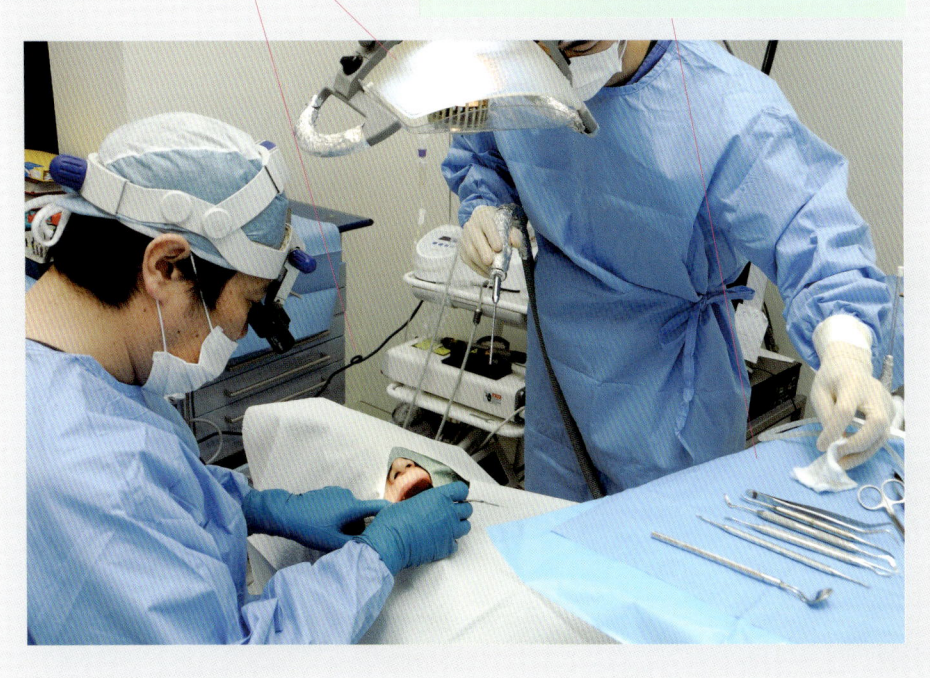

図3-14 手術中の術者と補助者

2 術式

インプラントシステムによって術式は異なるので，各システムに沿って行うことになります．本書ではリプレイスセレクト®の2回法による術式を紹介します．

1）一次手術（図3-15）

補助者は手術の段階に応じて適切な器具の受け渡しができるようにします．

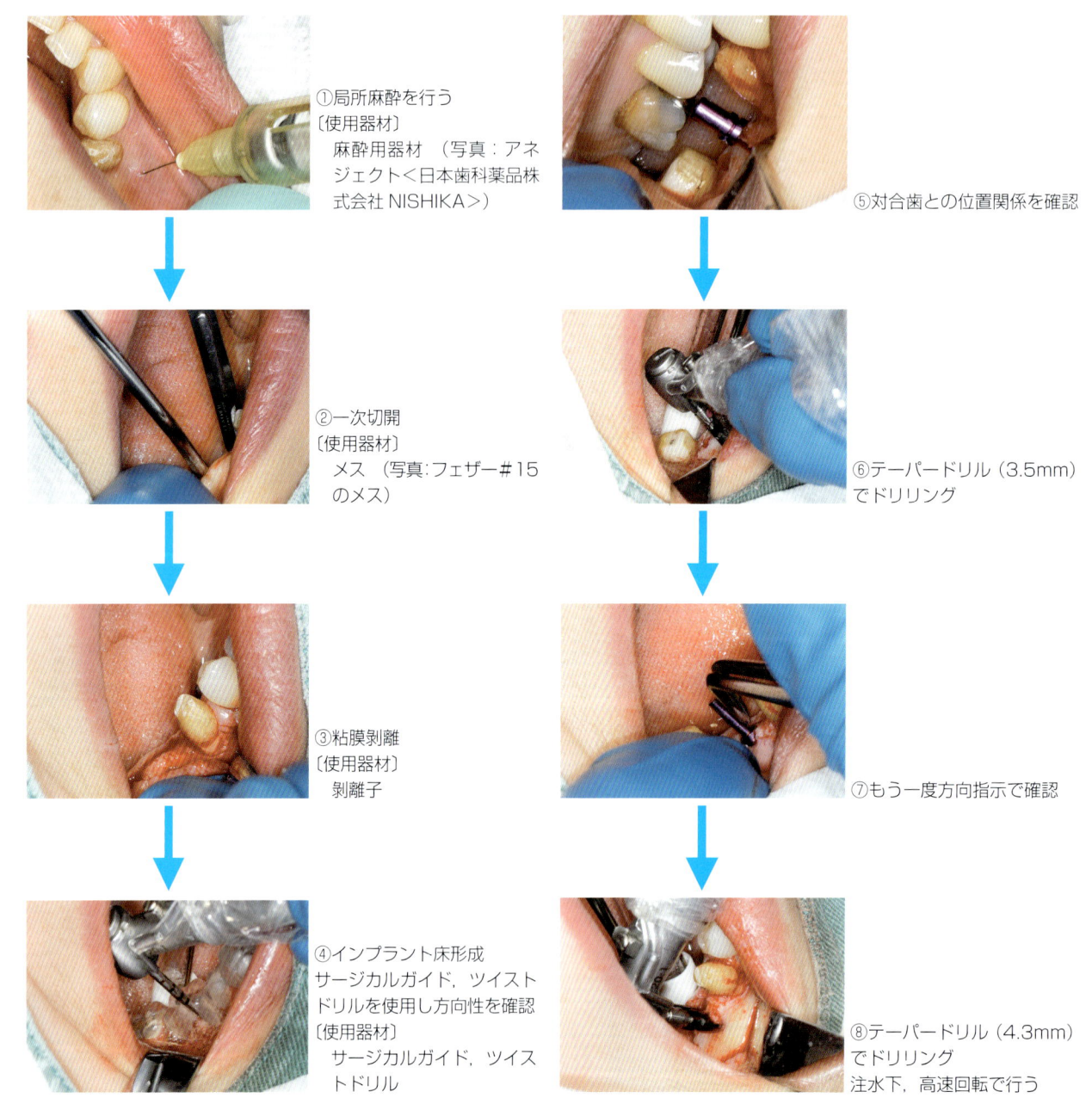

①局所麻酔を行う
〔使用器材〕
　麻酔用器材（写真：アネジェクト＜日本歯科薬品株式会社NISHIKA＞）

②一次切開
〔使用器材〕
　メス（写真：フェザー＃15のメス）

③粘膜剥離
〔使用器材〕
　剥離子

④インプラント床形成
　サージカルガイド，ツイストドリルを使用し方向性を確認
〔使用器材〕
　サージカルガイド，ツイストドリル

⑤対合歯との位置関係を確認

⑥テーパードリル（3.5mm）でドリリング

⑦もう一度方向指示で確認

⑧テーパードリル（4.3mm）でドリリング
　注水下，高速回転で行う

図3-15　一次手術

⑨インプラント体をインプラントドライバーに装着
リプレースセレクトテーパードRP10mmを使用

⑩タップを切る

⑪インプラント体埋入
コントラの回転数は低速（25〜45N）に設定
術者が剝離子で頬側を排除
〔使用器材〕
　剝離子

⑫トルクレンチを使用

⑬手によって閉める

⑭カバースクリューを装着したあと，縫合糸で縫合
〔使用器材〕
　縫合糸（写真：バイクリル5.0®＜ジョンソン＆ジョンソン＞）

⑮縫合完了

図3-15　一次手術つづき

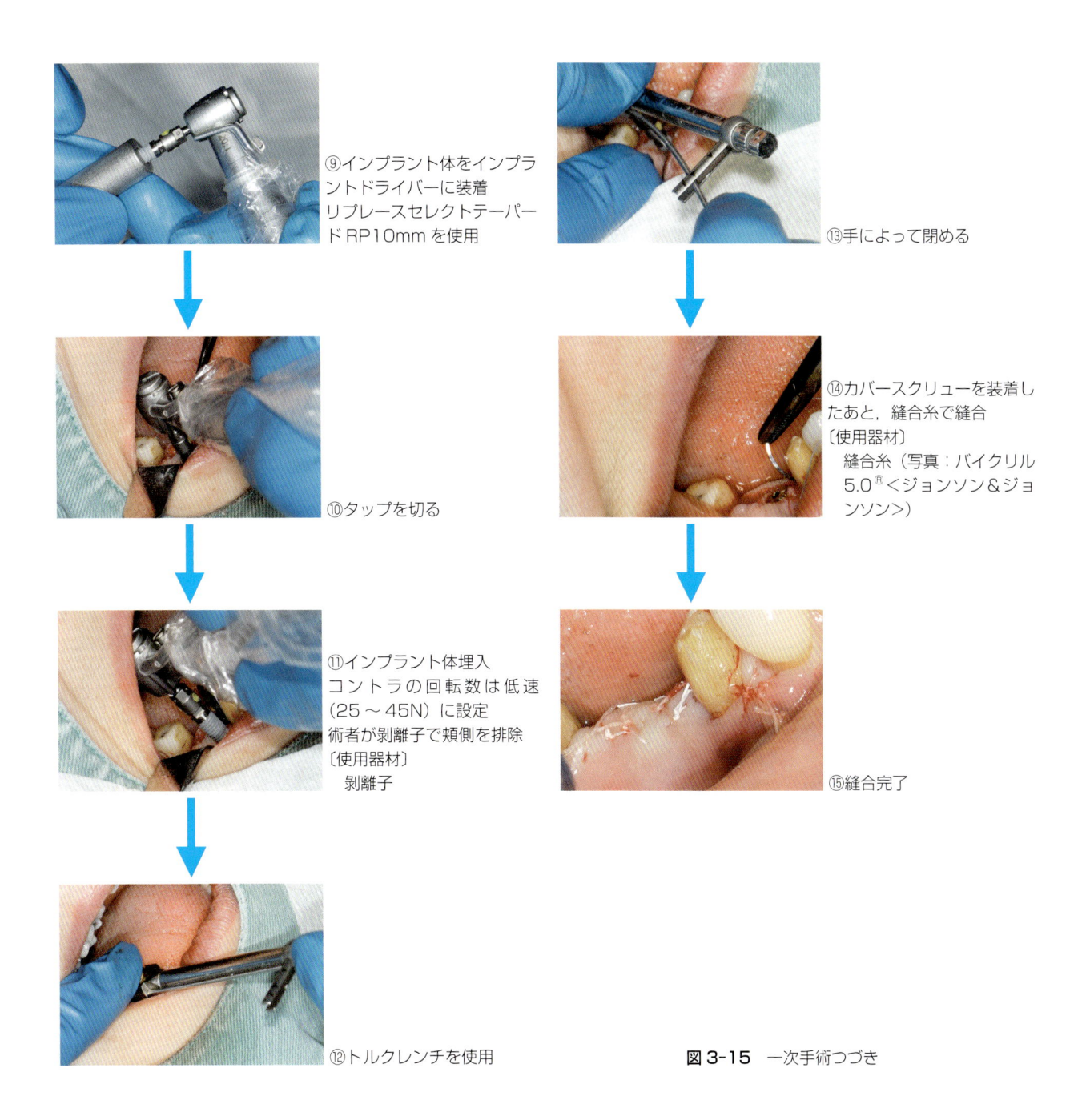

2）術後の管理

埋入手術の翌日は来院してもらい，クロルヘキシジンで消毒を行います．術後1週間から10日後に抜糸を行いますが，通常のブラッシングは抜糸してから開始してもらいます．その1週間後に歯肉を確認します．

術後は腫れますが，翌日から1週間程度で消失します．そのほか，まれに出血があることもあります（薬の処方，咀嚼や食事指導，術後の疼痛や腫れについての簡単な説明は「5―手術後の患者さんへの対応」参照）．

3）二次手術（図3-16）

2回法では，埋入手術後2～3カ月（従来は下顎は3カ月，上顎は6カ月が必要とされていたが，インプラントの表面性状の向上により上記の期間でも可能となった）経過後に二次手術を行ってアバットメントを装着します．なお，症例によっては二次手術までの期間を延長する必要があり，骨質が悪く，初期固定に疑問が残る場合などは十分な期間をとる必要があります．

3 インプラント補綴

二次手術後は，最終的な補綴物を製作する段階となります．審美的な要求が高い部位の場合は，まずプロビジョナルレストレーション（暫間補綴物）をいれてから行うこともあり，また，多数歯欠損の症例で，複数本のインプラントを埋入する場合は即時負荷をすることもあります．

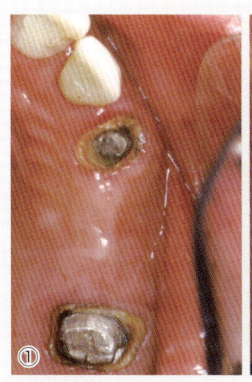

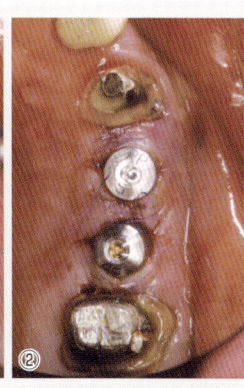

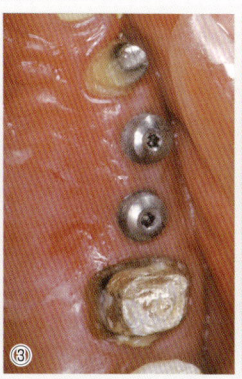

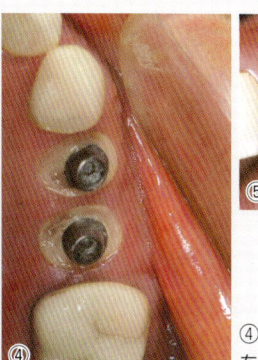

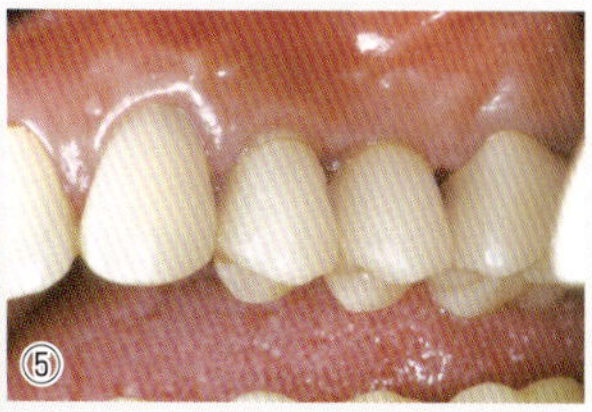

①一次手術が終了し，数カ月経った状態
②インプラント埋入部を切開．ヒーリングアバットメントを連結し縫合する
③二次手術後の軟組織の治癒を確認
④⑤暫間上部構造用の印象採得をし，装着 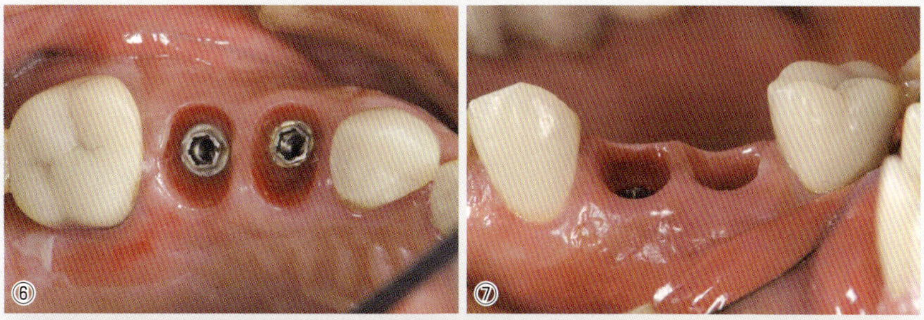
⑥⑦プロビジョナルレストレーションにより，ティッシュスカルプティングを行い，周囲粘膜が安定した状態 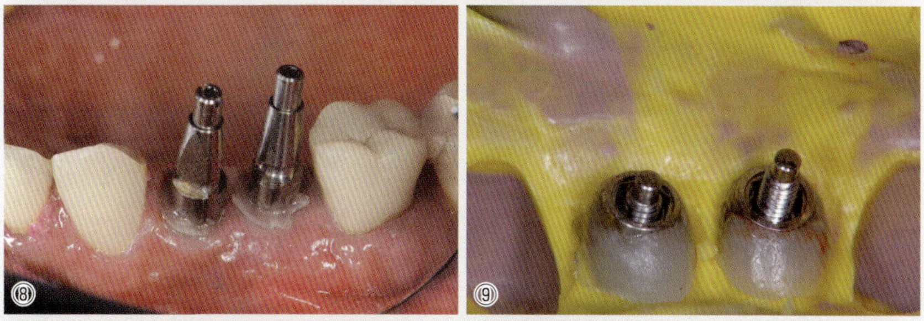
⑧カスタム印象用コーピングを装着
⑨印象採得後の印象面 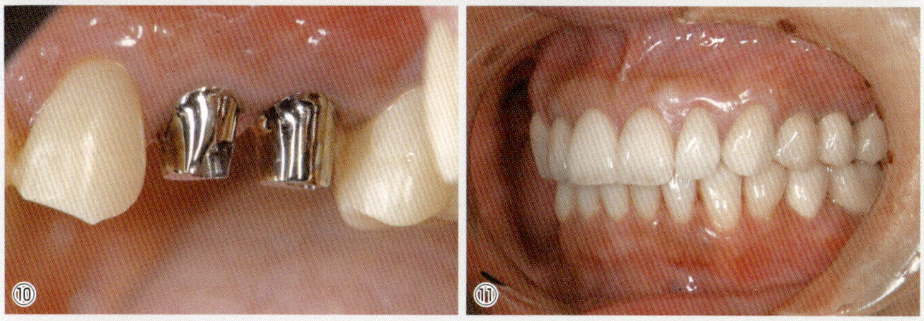
⑩チタンアバットメント装着
⑪最終補綴物装着

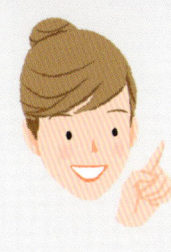

歯科衛生士の役割
○印象採得面の清掃などの印象時のアシスタント
○プロビジョナルレストレーションを入れたときのセメント除去
○装置，仮着のアシスタント
などがあります．手術の手順を知り，適切に行うことができるようにしましょう！

図3-16 二次手術～補綴処置

5―手術後の患者さんへの対応

インプラントの手術が終わった後の患者さんは，緊張，疼痛，違和感などで非常に疲れています．患者さんの体調などに気をつけながら注意事項の説明を簡潔に行います．

1 術直後

ドレーピングを外します．患者さんは，麻酔がまだ切れていないので，チェアから起こしてあげる際はゆっくり慎重に行うようにしましょう．また，麻酔が切れるまで，口唇を咬んだり，不用意に術部を舌でつついたりしないように注意しておきます．

2 抜糸までの口腔衛生指導

創部周辺部については，歯ブラシでの清掃は避けるように指示を出します．代わりに洗口剤を利用した洗口をしてもらいます．その他の部分は，通常通り歯ブラシを使用しての清掃を行ってよいことを伝えます．

抜糸までの間に洗浄で患者さんに来院してもらいますが，そのとき縫合糸にプラークが付着しているようなら，綿球などに洗口剤を浸したものでプラークを除去していきます．綿球は創部に強く当てないように，またピンセットの先が創部に当たらないように注意して行います．

縫合糸は，術後1週間～10日ほどで抜糸されます．

創部が安定するまでは，非常にやわらかい歯ブラシで隣在歯の清掃を行います．その際，創部に歯ブラシの毛先が強く当たらないよう注意を払います．

3 食事指導

> 創傷面に刺激の少ない，バランスの良い食事を心がけるよう，指導しましょう！

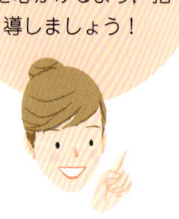

手術後は，インプラント体への過剰負担を避けるようにしなければなりません．また，創傷面の保護や治癒促進において重要な期間なので，歯科衛生士は手術後の栄養摂取についても指導を行う必要があります．

術後は栄養素をバランス良く摂取し，消化の良い食品を食べるようにアドバイスしましょう．良質なたんぱく質（肉類，魚類，豆類，玉子など），ビタミンA，B，C，亜鉛などは特に必要です．

インプラントの埋入数が多いと，食事時に咀嚼を行うのも困難な場合があります．咀嚼回数や咀嚼力が低下するため，手術直後は流動食

やおかゆなど，舌や顎などで押しつぶすことができる食品を徐々に摂ることが望まれます．やわらかい食べ物を選択するか，またはやわらかく食品を調理するとよいでしょう．

　その後，少しずつ平常時の食事に戻していきますが，創傷面の治癒過程においては1回の食事を何回かに分けるなど自分の治癒の状態にあわせて食べてもらい，1度に量を多く摂らなくてもよいことなどをアドバイスしておきます．

　炭水化物はご飯でしたらやわらかめに炊いたもの，おかゆ，食パン，パン，うどん，パスタ，そうめんなどがよいでしょう．その他，卵，乳製品，果物，やわらかく調理した野菜，魚，肉類，などを選んで食べるようにしてもらいます．

　また創傷面を考慮し，熱いものや口腔粘膜を刺激するようなものの摂取は避けるように注意します．高温の食品（例：スープ，ピザなど）は温度を考えて口に入れる，タバスコのような刺激物の香辛料，酢の使用はしばらく控える，炭酸飲料はしばらくは飲まないようにするなど具体的に伝えておくとよいでしょう．

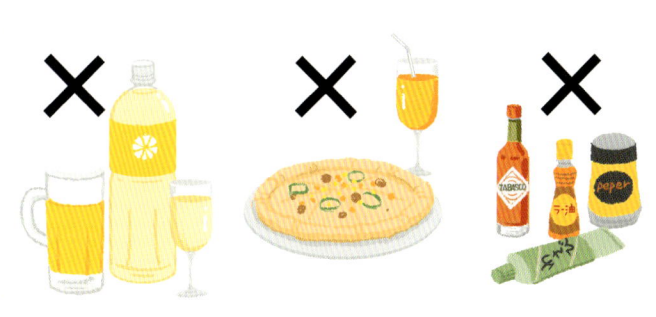

　食事をする気にならないときは，調理方法を工夫し，ミキサーなどを使用して変化をつけたり市販の栄養補助食品を利用するなどして，少しでも栄養を摂るようにします．スーパー等ですぐに購入できる，豆腐，茶碗蒸し，スープ，プリン，バナナ，ヨーグルトを利用したり，100％フルーツジュース，100％野菜ジュースを摂取するのもよいでしょう．介護用にやわらかく作られたレトルト食品も販売されているので，そういった商品も患者さんに紹介しておきます．

　また，水分を多めに摂るのを忘れないにように指導します．

4 生活上の注意事項

　手術当日は過度の運動や，できるだけストレスになるようなことは避けるよう指示します．入浴は，埋入本数が多かったり自家骨を削る手術だった場合には当日は入らないように伝えます．

　なお，患者さんに何を伝えるかは手術の内容によって変わってくるので，患者さん対応の前に主治医と注意事項を打ち合わせておきます．

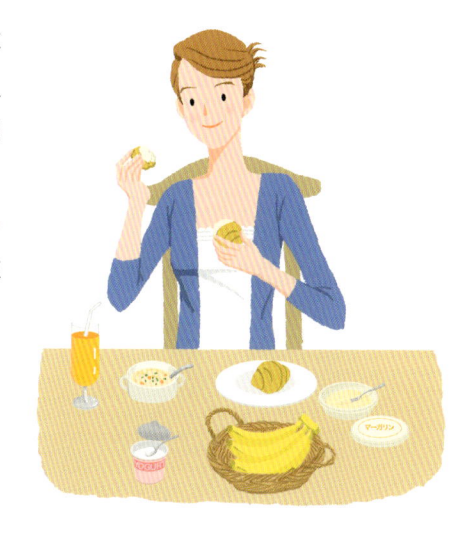

4

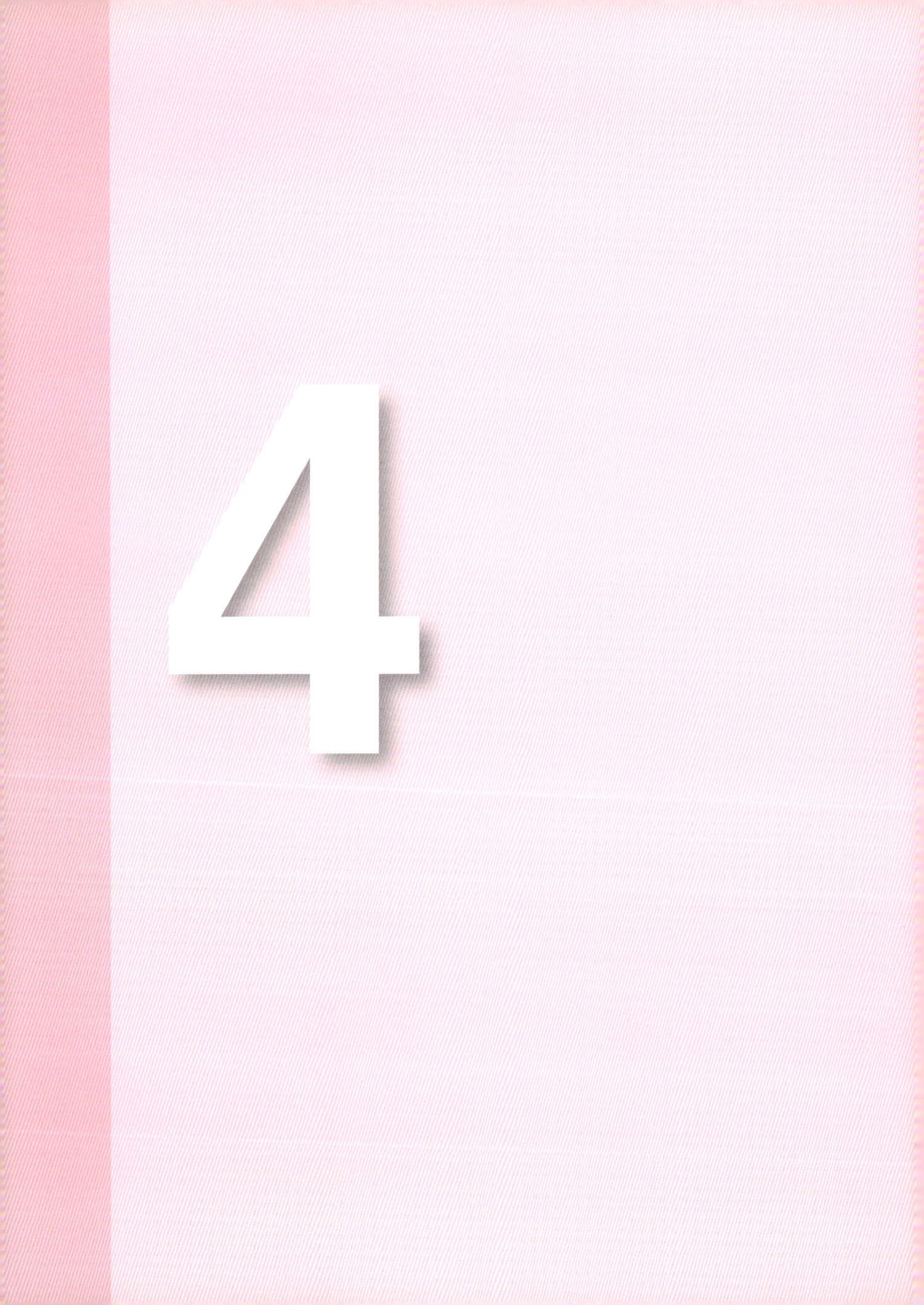

第4章
インプラントのメインテナンス

1　メインテナンスにおけるリコール
2　メインテナンス時の感染予防
3　メインテナンス時の要観察・確認事項
4　メインテナンスにおけるプラークコントロールと患者指導
5　メインテナンス期のディブライドメント

1—メインテナンスにおけるリコール

リコールの重要性

　インプラント治療の長期的成功を収めるためには，インプラント周囲組織を良好に維持することが重要な要件の1つとなります．そのためには，患者が自宅で行うホームケアや，歯科医院で歯科衛生士が行うプラークコントロールなどの口腔衛生の管理が大きな位置を占めます．

　患者さんには，リコールの重要性を理解していただくことが必要です．インプラントを維持し，機能を低下させないためにも定期的なリコールは欠かせません．セルフケアとプロフェッショナルケアの両方がいかに重要であるかということを来院時に強調して伝え，リコールには毎回きてもらうようにします．

リコールの間隔

　インプラント手術後，歯肉の創傷が治癒し患者がデンタルバイオフィルムをコントロールできるようになるまでは，1週間に1度の来院が必要とされています．さらに，最初の1年間のメインテナンスは1～2カ月の間隔で行う必要があります[11,12]．

　その後問題がなければ，メインテナンスのリコール間隔は3カ月ごとにします．インプラントの周囲組織に炎症や骨の吸収が生じたり，患者の全身疾患などの問題が出た場合などは，リコールの間隔をもう少し短くする必要があります．

リコール時の施術の流れ

　リコールに来院された患者さんには，おおまかに次のような流れ（図4-1）でメインテナンスを行います．重要なのは，患者さんの口腔内をよく観察し，そのときの状態に応じた施術を選択することです．

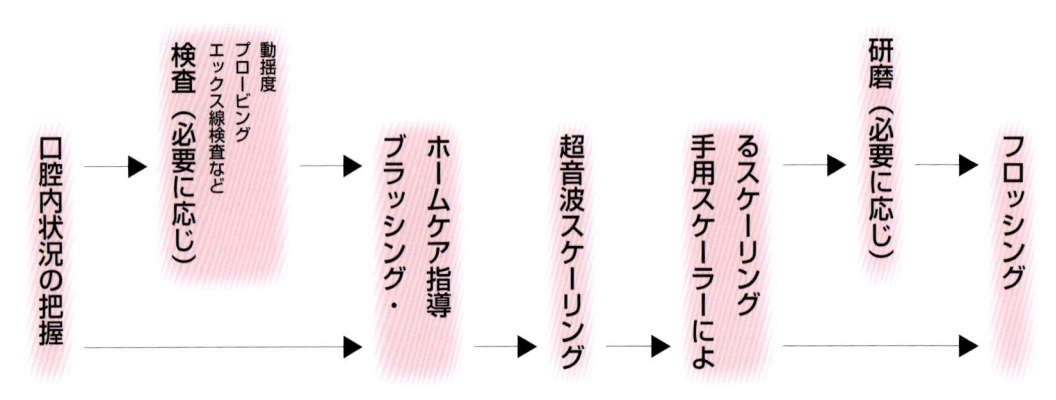

口腔内状況の把握 → 検査（必要に応じ）動揺度／プロービング／エックス線検査など → ホームケア指導・ブラッシング → 超音波スケーリング → スケーリング手用スケーラーによる → 研磨（必要に応じ） → フロッシング

図4-1　リコール時の施術の流れの一例

2―メインテナンス時の感染予防

　メインテナンスであっても患者さんへの感染予防対策は怠ってはいけません（**図4-2〜5**）．通常の感染予防対策はもちろん**図4-4〜5**のような点にも留意して施術にのぞみましょう．

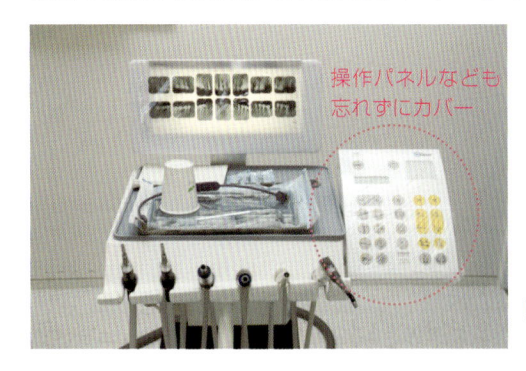

図4-2　処置中に手にふれるところはすべて感染予防を行う．

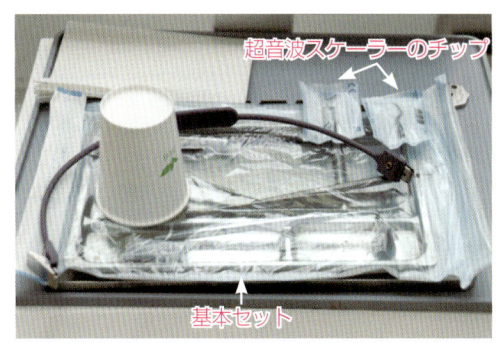

図4-3　超音波スケーラーのチップは毎回滅菌して必ず1つずつ滅菌パックする．
　基本セットも滅菌パックするスケーラー等に関してはカセットに入れ，滅菌パックなどを使用する．

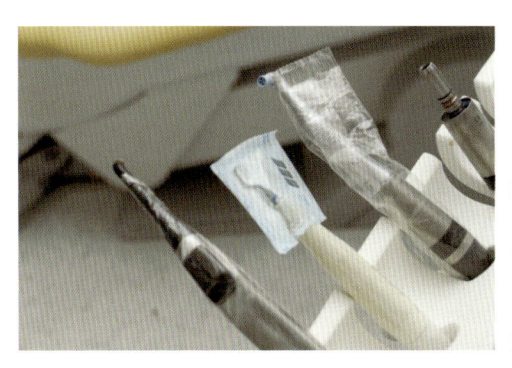

図4-4　米国では感染予防の基本的な事項として，メインテナンスに必要なハンドピース，エアーウェイシリンジにはプラスチックカバーをかける．ラバーカップはディスポーザブルのものを使用．スリーウェイシリンジ，ラバーカップ，超音波スケーラーのハンドピース，チップも毎回滅菌する．

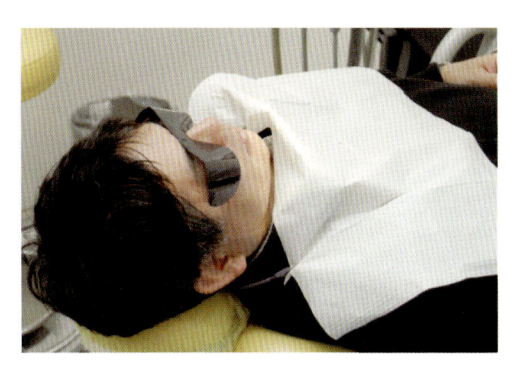

図4-5　患者さんにはメインテナンス時にも感染予防と安全のためにアイプロテクションをかけてもらい，目を保護する．

第4章 インプラントのメインテナンス

　手洗いも感染予防には必須です．メインテナンス時，グローブ装着前には，手指の常在菌の菌数を減少させるために，また施術中グローブが破損する場合なども考慮して必ず手洗いを行います．手洗いの手順を示します（**図4-6**）．

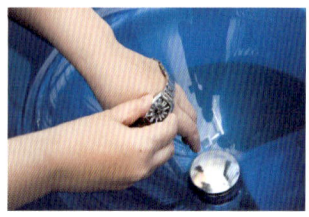

①時計やアクセサリー類をはずす

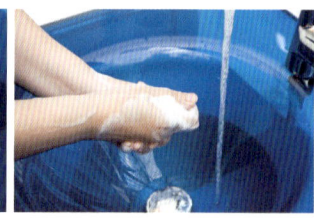

②液体石けんを使用しすばやく泡立てる

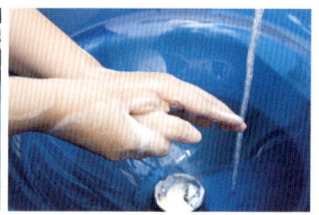

③左右の指を一本ずつ洗い，手のひら，各指の付け根部分も洗浄

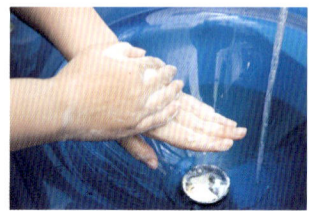

④手の甲を洗浄

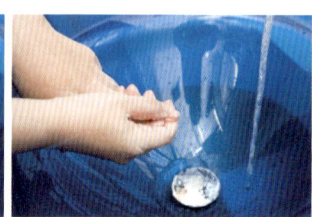

⑤爪を指でこすって洗う

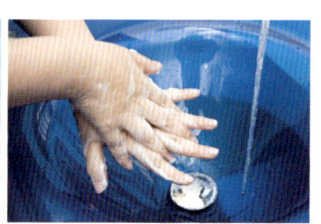

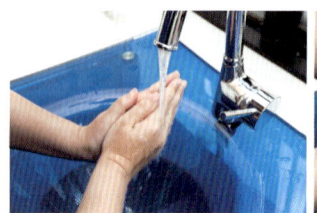

⑥手指を交互に組み合わせて洗浄

⑦石けんを流水下で指先から手にかけて洗い流す（指先が汚染されないように）

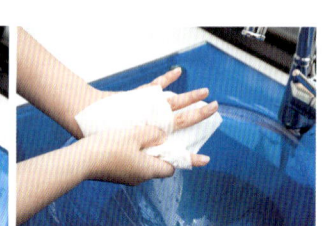

⑧ペーパータオルで水を拭き取る．指の間や腕の部分の水滴も残らないように

図4-6　手洗いの手順

3—メインテナンス時の要観察・確認事項（口腔内状況の把握・検査）

メインテナンスに来院された患者さんに対して、歯科衛生士は次に示す事項をチェックします．

リコール時のチェック事項

1. 患者自身が感じる違和感
2. インプラント周囲の軟組織の状態
3. 動揺度
4. プロービングによる出血
5. エックス線検査
6. 残存歯の評価
7. 歯石沈着・プラーク付着状態の確認
8. 義歯のチェック（義歯装着者の場合）

1 患者自身の違和感

痛みの有無や、かみ合わせに変わりはないか、食物が詰まりやすくなっていないかなどを聞きます．変化がある場合には歯肉や動揺度を評価した後、歯科医師に報告します．また歯科医師の判断によりエックス線検査による確認が必要になることがあります．

2 インプラント周囲の軟組織の状態

歯肉の状態（発赤，排膿，滲出液，腫れ，出血，色調，歯肉の退縮）をチェックします（図4-7）．その際に拡大して見ることができれば、さらに正確に判断しやすくなります（図4-8）．

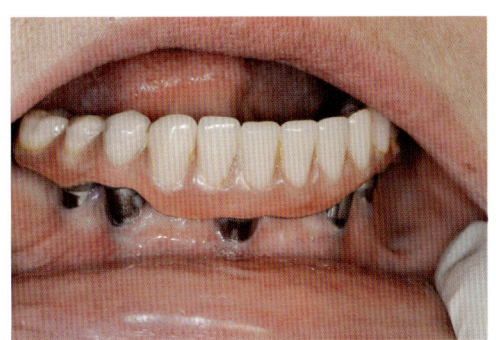

図4-7 歯肉状態のチェック
歯石，プラーク，歯肉の発赤があるかなどを確認

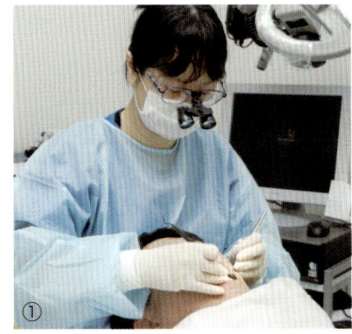

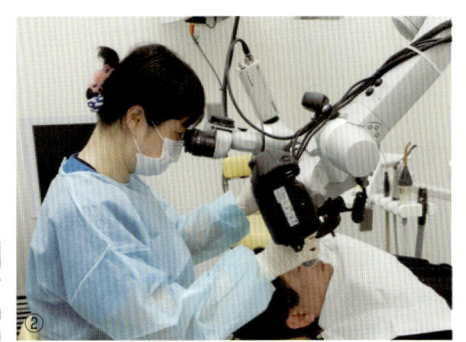

図4-8 周囲粘膜の確認の際は拡大して見ながら行うとよい
①ルーペを使ってチェックする ②マイクロスコープを使ってチェックする

動揺度

1) 動揺度の評価
動揺度の評価は，インプラント体に直接触れる場合はプラスチック製の器具を用いて天然歯と同じように行います（表4-1，図4-9）．

2) 動揺度から推測される状態
もしインプラントに動揺があれば，次のことを疑います．
- アバットメントがゆるんできている
- 修復物のセメント封鎖が破壊されてきている
- インプラント体のポストアバットメントに付着しているインターナルスクリューのゆるみ
- インプラント体自体の破損
- インプラント体自体の動揺であればオッセオインテグレーションの不足

長期間のインプラント体と補綴物との間のスクリューの不適合は，骨の吸収を誘発し，インプラント治療を不成功に終わらせる可能性もあります．

表4-1 動揺度の評価[6]

分類1	アバットメントの破折またはゆるみ
分類2	スクリューのゆるみまたは破折
分類3	フィクスチャーの破折
分類4	骨の吸収が進行し重度の動揺がある

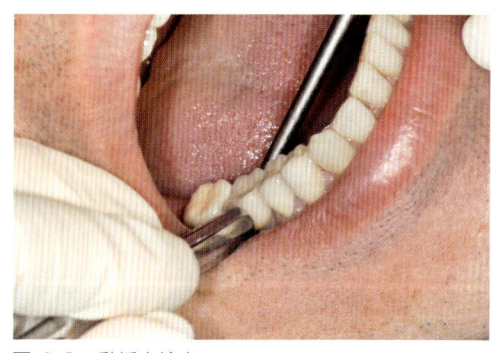

図4-9 動揺度検査
インプラント体が露出していないケース．インプラント体に直接触れないため，金属を用いる．インプラント体に触れるケースでは，インプラント体を傷つけないようプラスチックスケーラーを使用して行う．

4 プロービング

　プロービングを行う理由としては，炎症の存在を出血の有無で確認できる点にあります．ただしインプラントの場合，特に炎症を起こしていない部位へのプロービングを行うかどうかは，議論の残るところであり，インプラント埋入手術を行った歯科医師の指示に従います．

1）使用できるプローブの種類

　インプラントのプロービングは，インプラント体を傷つけないようプラスチックやチタンのプローブを使用して行います（**図4-10～16**）．

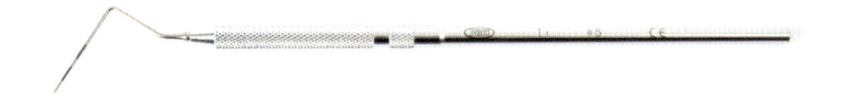

図4-10　チタン製プローブ
　　　　ペリオプローブ　チタン製♯5®
　　　　（YDM）

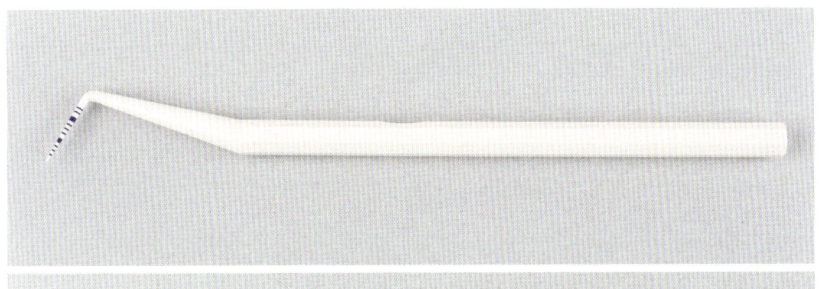

図4-11　歯周ポケット診査用プローブ　ペリオワイズ（プレミア／白水貿易）

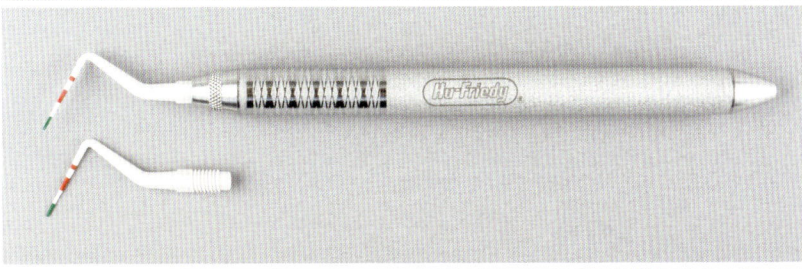

図4-12　カラービュープローブ
　　　　ペリオスクリーン（Hu-Friedy）

図4-13　カラービュープローブ
　　　　バイオタイプ（Hu-Friedy）

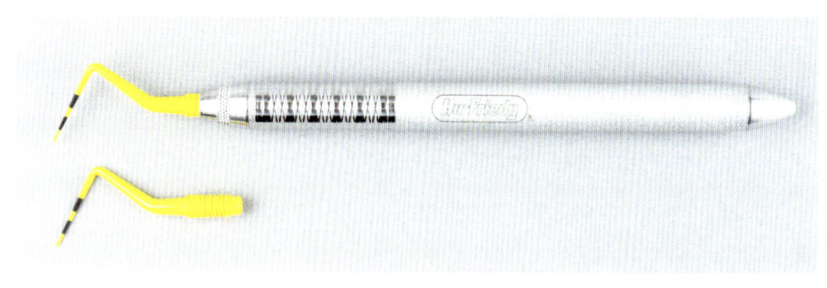

図4-14 カラービュープローブ
（Hu-Friedy）

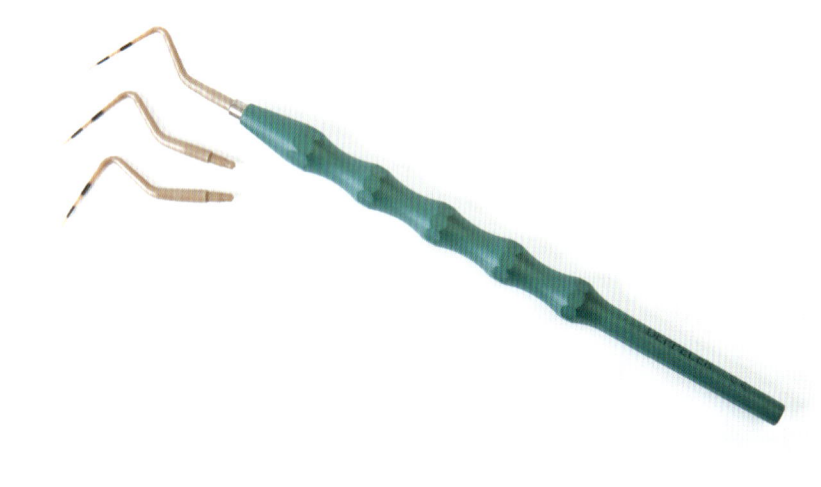

図4-15 プラスチック製プローブ
　　　 ヘッドが交換可能である
　　　 （DEPPELER）

図4-16 クリックプローブ
（Kerr／KaVo）

2）プロービングの方法

　プロービングを行う指示が歯科医師より出された場合は，歯肉の炎症，排膿，滲出液，動揺，エックス線写真での透過像がないか確認の後，ポケット測定値の増加，出血，排膿の有無を調べます．

　インプラントのプロービングは，天然歯に比べ困難な場合もあります．インプラントの埋入角度やインプラント補綴の状態がプローブの挿入やストロークを難しくしているのと，周囲組織が天然歯とは異なる構成に変化しているからです．

　インプラント周囲の歯肉溝は歯肉溝上皮により構成されており，そのまま根尖方向へと接合上皮に連なります．

　プローブを歯肉に挿入する際には，細心の注意をもって行います．プロービング圧は軽く，できるだけそっと進めます．もし強い力でプロービングを行うとバイオロジカルシールを貫く可能性があり，それによってインプラント周囲組織にプラークを侵入させてしまう危険性が生じます．シールを貫通しないよう，少し抵抗を感じたらそこでプローブを止めます（**図4-17～19**）．

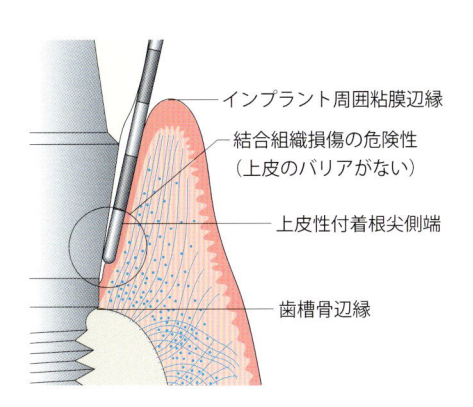

図4-17　プローブの挿入限界 [9]

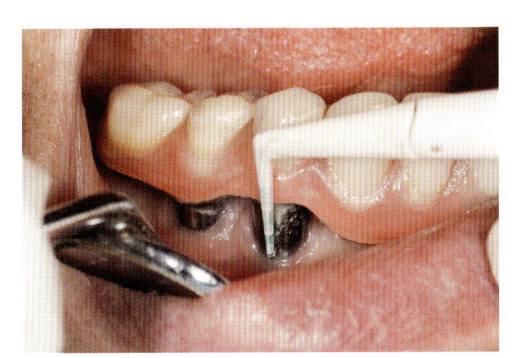

図4-18　クリックプローブ®によるインプラントへのプロービング

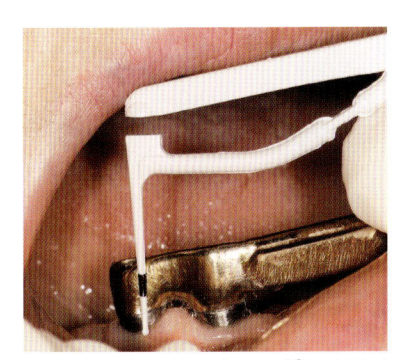

図4-19　センサープローブ®によるインプラントへのプロービング

3) プロービングを行う場合の時期

プロービングを行うとなった場合，その時期は，術後，軟組織が回復したあとになります．通常アバットメントを装着した約3カ月後です[8]．

4) プロービングによる出血の評価

プロービングの結果は**表4-2**に示す4段階で評価します[6]．

表4-2 インプラント周囲歯肉における出血の評価（Peri-Implant tissue Bleeding）[13]

0	インプラント周囲の組織は炎症が無く，正常な色調とスティップリングが確認できる プロービングの際の出血がない
1	インプラント周囲の組織は軽度の炎症があり，歯肉の色調に少し変化がみられ，スティップリングが充血している プロービングの際の出血がない
2	インプラント周囲の組織は中程度の炎症があり歯周組織が赤く充血し腫れており，ステップリングが確認できない プロービングの際の出血がある
3	インプラント周囲の組織は重度の炎症があり，赤く腫れ，潰瘍がある 指で押すと自然に出血する

コラム　プロービングでプラーク付着を知る

プローブは通常ポケットの深さや出血を調べるものですが，プローブを挿入したときにプラークが付着してくる場合があり，歯肉縁下のプラークの有無を知るのに役立てることも可能です．プラークの存在を確認したらスケーリングなどで周囲炎の予防をする必要があります．

5 エックス線検査

1) エックス線検査の意義

リコール時にエックス線写真撮影を行うのは，インプラント周囲炎の早期発見に役立つためです．歯科衛生士も読影し骨吸収度を知っておきましょう．

インプラント体表面にプラークが沈着すると粘膜下結合組織に著明な炎症性細胞浸潤がみられるようになり，上皮細胞が潰瘍化し，細胞間の接着がルースになります．プラークは少しずつ根尖方向へ進入していきますが，この時点でエックス線写真撮影を行うと骨組織破壊の徴候が現れているので，見逃さないことが重要です[3]．

また，インプラント体に過度の負担がかかっていないかチェックできます．持続した過重負担があると，インプラントを支えている骨に応力集中が生じ骨破壊をもたらします．そこから骨吸収が始まり，放置しておくとオッセオインテグレーションの消失につながります．骨吸収が起こる前に上部構造が破折したり，アバットメントスクリューや補綴物のスクリューが破折またはゆるむなどの前兆が現れることがあるので，正確なエックス線写真の撮影，読影を行いアバットメントスクリューや補綴物のスクリューの破折，ゆるみなどをチェックすることも考慮します[14]（図4-20）．

2）適したエックス線撮影の方法

　デンタルエックス線撮影を行います．撮影方法は二等分法ではなく，平行法を用います．

　インプラント手術をした最初の年度における垂直性の骨吸収は0.2mmまでとされています．

　エックス線写真撮影は少なくとも1年に1回は行います．また，歯周病に罹患している歯がある場合，インプラント周囲炎が生じている場合は1年に1回ではなく，必要に応じて3カ月ごと，6カ月ごとなど適当な期間を選択し撮影を行う必要があります．

　インプラント体とアバットメント，上部構造との間に起こりうる適合性などを評価することが必要です[8]．

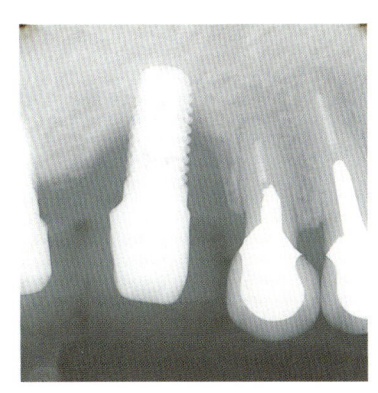

図4-20　感染を起こしたインプラントのエックス線写真

6 残存歯の評価

　齲蝕が残存歯に発生していないか，歯周病が生じているかまたは進行していないか，残存歯に咬耗があるかをチェックします．咬耗が見られる場合は，歯ぎしり，くいしばり（ブラキシズム，クレンチング）があり，過度の荷重がかかっていると考えられるため，歯科医師の指示を仰ぐ必要があります（図4-21）．

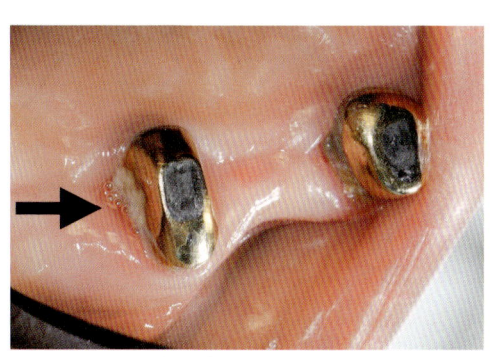

図4-21　残存歯のプラークの確認

歯石沈着，プラーク付着状態の確認

口腔衛生状態に問題があると，当然インプラントのアバットメントやインプラント体にプラークが付着していきます．患者さんがリコールに来院しない期間が長ければ，プラークが石灰化し歯石の沈着となり，インプラント周囲炎の原因となってしまいます．骨が吸収してくるとインプラント体が少しずつ現れ，プラーク，歯石が沈着していきます．

インプラント体の材質，デザインによりスケーリングが難しいこともあります．インプラント体に損傷を与えずにディブライドメントを行うことも，治療を成功に導くためには重要なことです（図4-22）．

義歯の管理

患者さんが義歯を装着している場合は，その義歯を洗浄剤を入れた密閉できるビニール袋に入れ袋ごと超音波洗浄器にかけます（図4-23）．

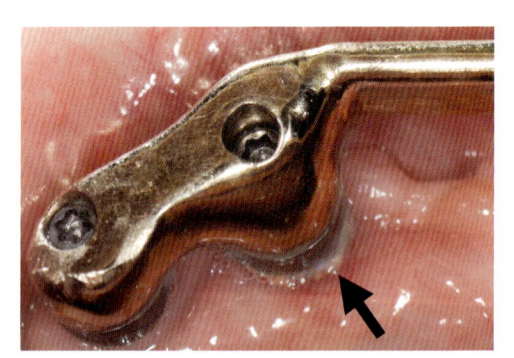

図4-22 インプラントに沈着した歯石

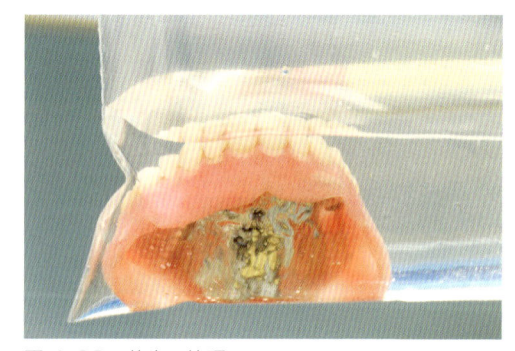

図4-23 義歯の管理
密閉できるビニール袋などの中に義歯洗浄剤と義歯を入れる

> **コラム　歯ぎしり，くいしばりがある患者さん**
>
> ブラキシズムやクレンチングがあるとインプラントに過重負担を与えることから，予後の経過に問題を起こしやすいといわれています．その場合，歯科医師からはナイトガードの装着を指示されることが多く，歯科衛生士としては，患者さんに症状の自覚を促しナイトガードについての説明をすることになります．

4―メインテナンスにおけるプラークコントロールと患者指導

1 治療・メインテナンスの各段階におけるプラークコントロールとホームケアの重要性

　歯科衛生士は，インプラント治療の進行度に応じて患者さんのホームケアを見直す必要があります．インプラント埋入手術後，プロビジョナルレストレーション，ファイナルレストレーションと段階が進むごとに，周囲組織の状態変化をみながら口腔衛生指導を行います．

　患者さんが行うプラークコントロールは，歯肉の健康を維持するために非常に重要です．歯科衛生士は毎回，患者さんのプラークコントロールの評価を行います．問題がある場合は指摘し，正しい方向に導いていかなければなりません．毎回のチェックを行わないとトラブルの原因を見逃し，インプラントの存続が難しい状態を引き起こす可能性が高くなります．

2 メインテナンスにおけるブラッシングとホームケア指導

1）患者さんと口腔衛生状態の認識を共有する

　プラークコントロールの徹底は，どの歯科治療においても根底をなすものです．インプラント治療においても，その予後を左右する大きな要素といえます．

　インプラント埋入手術後のプラークコントロールではホームケアが重要になりますが，患者さんは，手術部位に歯ブラシを当てたくないという心情になりやすいため，歯科衛生士はその点をふまえて手術後の説明を行う必要があります．

　術後は口腔内全体を清潔にし，術部の創傷治癒を促進しなければなりません．インプラント埋入部の隣在歯はとくに注意が必要です．リコール時，歯科衛生士は患者さんの口腔衛生状態を判断し，同時にプラークコントロールができていない部位を把握し，患者さんとともに確認します（図4-24～26）．

　プラークの取り残しを指摘する際には，染め出し剤を用いて残っている部位を示し指導するのも有効な方法です．

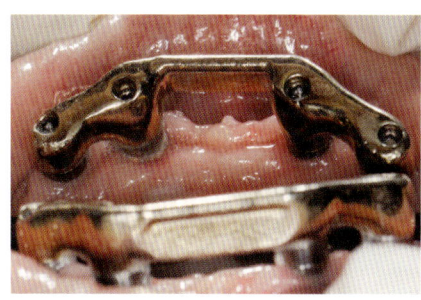

図4-24 舌側は患者自身でプラークを確認しにくいため，ミラーなどを使用してプラークの残っている位置を知らせます．

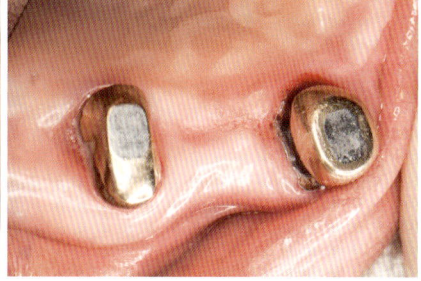

図4-25 口腔衛生状態は良好であっても残存歯の歯肉辺縁などに炎症がみられる場合もあります．

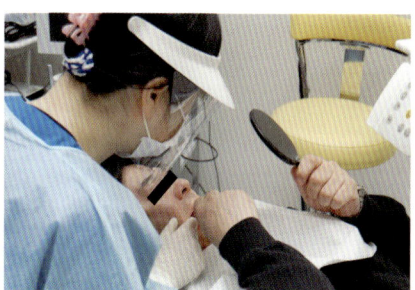

図4-26 歯科衛生士がプラーク付着の状況を説明

2）歯・歯間部清掃の用具の選択とホームケア指導

　インプラントの上部構造は歯頸部に相当する部分が細くなっているものもあり，プラークコントロールを行うのが難しい場合があります．そのため入っているインプラントの構造をふまえ，患者さん一人ひとりに合わせた清掃用具を選択し指導する必要があります．

（1）手用歯ブラシ
①メインテナンス期に使用する歯ブラシの選択

　インプラントのチタン表面と軟組織境界面は傷つきやすいため，硬い歯ブラシの使用は不適です．また，歯肉状態の変化にも合わせる必要があるため，歯ブラシは歯科衛生士が選択し，患者さんに薦めるようにします．

　通常は刷毛部がやわらかめのものを薦めます．さらに，歯肉に炎症がある場合などは，もう一段階下のエキストラソフトやウルトラソフトを使用してもらうのが良いでしょう（**図4-27**）．ヘッドも患者さんの口腔や歯に合った適切な歯ブラシを選択するようにします．インプラント専用の歯ブラシもあります（**図4-28～30**）．

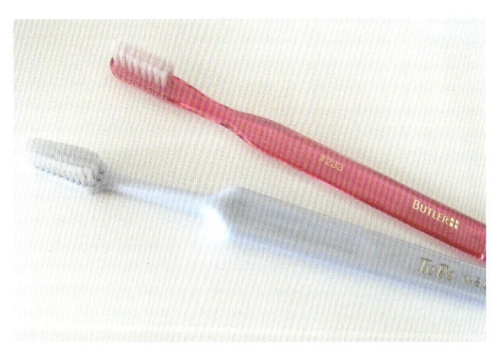

図4-27　エキストラソフト，ウルトラソフトの歯ブラシ

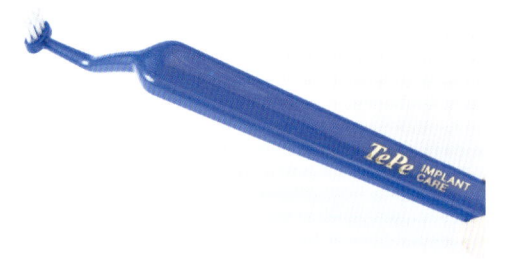

図4-28　インプラントに到達性のよい歯ブラシ　TePeインプラントケアー®（クロスフィールド）

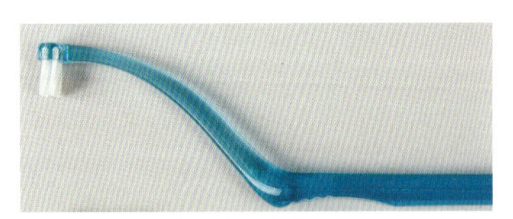

図4-29　インプラント用歯ブラシ　DENTAID（茂久田商会）

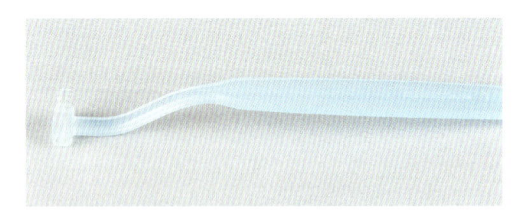

図4-30　バックフィット®（広栄社）

②ブラッシング指導

　歯ブラシを選択したら，患者さんにその場でブラッシングをしていただき，植毛部の毛先が歯頸部や隣接面に適切に届いているか，歯ブラシ圧が強すぎないかを歯科衛生士の磨き方と比べてチェックする必要があります（**図4-31**）．

　指導の際には，プラークの取り残しなどの問題点を探しだすことも必要です．原因は何かを歯科衛生士が検討しなければなりません（**図4-32**）．

　インプラントの埋入により，補綴物をブラッシングしづらくなるケースもあるので，歯科衛生士は患者の補綴物に合った指導を行う必要があります（**図4-33，34**）．

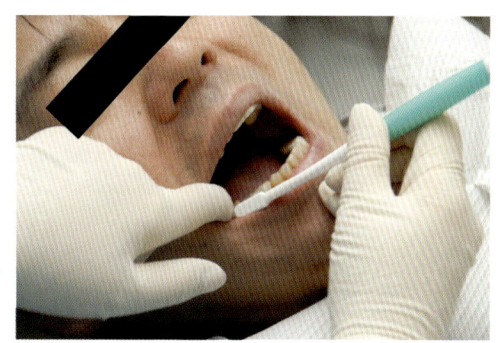

図4-31　ブラッシング指導
　術者磨きを行い，適切なブラッシング圧を体感してもらう．患者さんの行うブラッシング圧と同じくらいかチェックする

プラーク取り残しの原因

①口腔清掃用具に問題？
・歯ブラシなどの用具が使いづらい
・口腔清掃用具の形状に問題がある
　…などをチェック

②テクニックの問題？
・患者さんのブラッシングテクニックに原因があるのかチェック

③口腔解剖学的な問題？
・頰粘膜が硬く，伸びないため歯ブラシを適合しづらい
・歯ブラシをいれると嘔吐反射が起こる
・骨瘤，歯肉小帯がじゃまになっている
・舌が大きく，歯ブラシが操作しづらい
　…などの原因を考えチェック

④唾液量に問題？
・唾液の量が多すぎる，または少なすぎるためブラッシング時間に影響している可能性をチェック

⑤補綴物の形態に問題？

図4-32　プラーク取り残しの原因

固定式補綴物の場合（図4-33）

口腔内状況を確認する

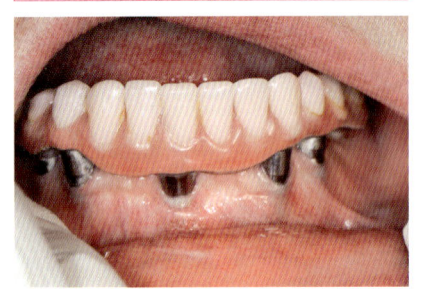

①口唇を排除し正面唇側から確認

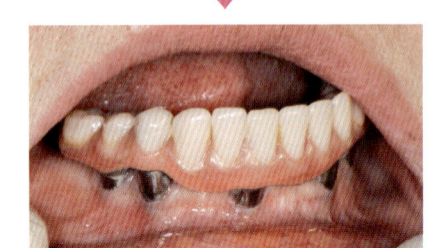

②側面を確認

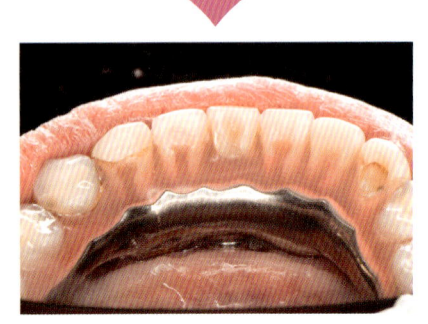

③舌側面の状況を患者さんと確認

歯ブラシでのブラッシング

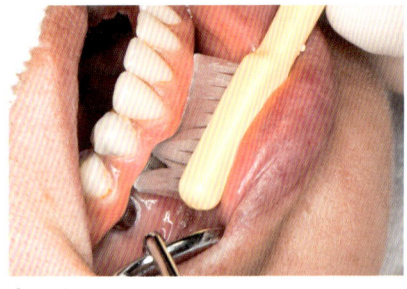

④頬側面
インプラントの間に刷掃部が入り込むように当てて小刻みに動かす

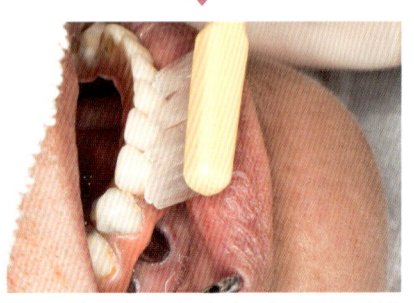

⑤インプラントだけでなく，上部構造に付着したプラークも忘れないように除去する

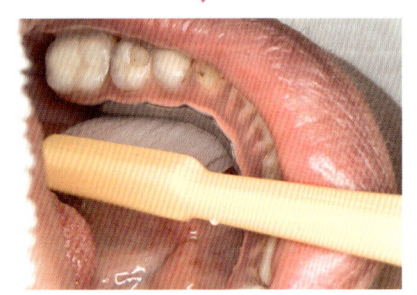

⑥舌側面上部構造の下部
うまく適合するよう注意して行う

インプラント用歯ブラシの利用

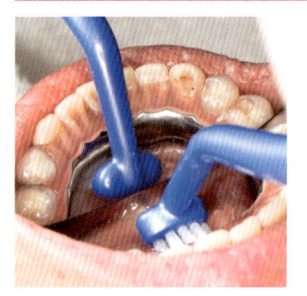

⑦通常の歯ブラシでうまく適合できない場合は，インプラント専用の歯ブラシなどを利用して，できるだけプラーク等を除去する．

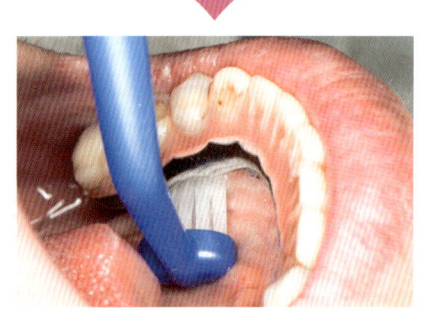

⑧臼歯部舌側

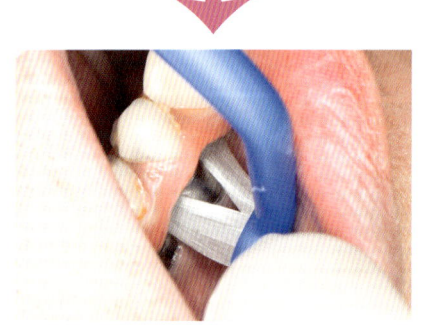

⑨唇側面

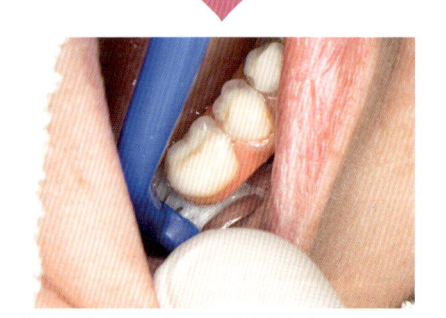

⑩最後臼歯遠心部への到達度もよい

● **インプラント支台のオーバーデンチャー装着の場合（図4-34）**

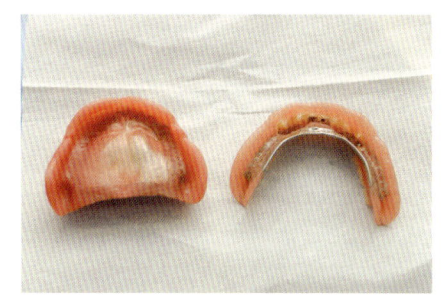

①義歯の磨けていない部分を患者とともに確認

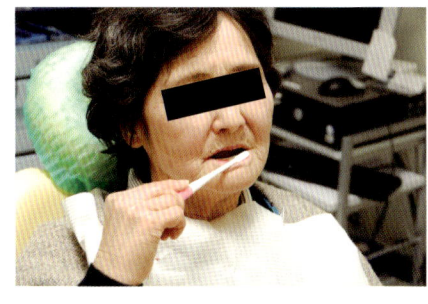

②患者さんに歯ブラシを当ててもらう

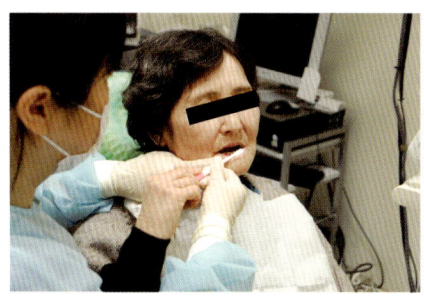

③歯ブラシを当てる角度や力について，歯科衛生士が患者の手をとって指導

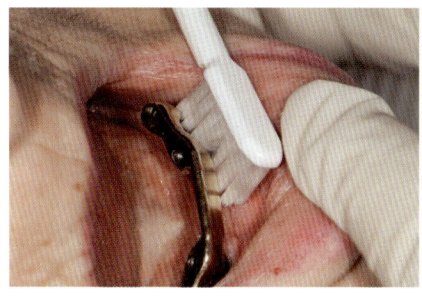

④インプラントとの間に歯ブラシの毛先が入り込むように当てて小刻みに動かす．歯ブラシはやわらかめのものを使用

③歯ブラシの管理

　毎日使用する歯ブラシなので，細菌の繁殖を抑えるため乾燥しやすい状態で保管することが大切です．また他の歯ブラシと接触しないように注意します．

　使用するときは乾燥した状態になっているかどうか確認します．前回使用し，まだ湿っているときは，違う歯ブラシを使用するようにします．

　歯ブラシは少なくとも2～3カ月に1度は交換します．植毛部が開いてきたときが交換時期と思っている患者さんもいるので，歯ブラシの交換時期を明確に示すようにします．

④歯磨剤

市販されている歯磨剤には研磨剤が含まれています．中には外来性の着色除去を目的とした歯磨剤もあるため，患者さんには強い研磨剤を含んだ歯磨剤は使用しないよう指導をします．

(2) パワーブラシ

患者さんによっては普通の歯ブラシをうまく使いこなせない人もいます．そのような患者さんには，手用歯ブラシで何度も口腔衛生指導するより，パワーブラシを使用してもらうほうが，患者さんのストレスも軽減され効果が得られることがあります．

パワーブラシは大きく分けて普通の電動歯ブラシ，音波歯ブラシ，超音波歯ブラシに分けられ，多くのメーカーから販売されています．ヘッドの大きさ，植毛部の硬さなどはメーカーごとに特徴があるので，患者さんの補綴物の形態とプラーク除去の関係を考え，プラーク除去率が最大になると思われるパワーブラシを選択し薦める必要があります（図4-35〜39）．

図4-35　パワーブラシ
ソニッケアーダイヤモンドクリーン® 9000（モリタ）

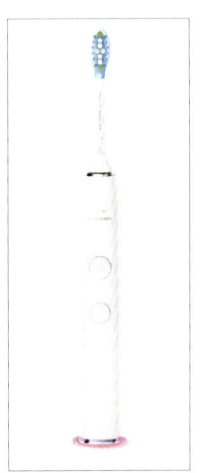

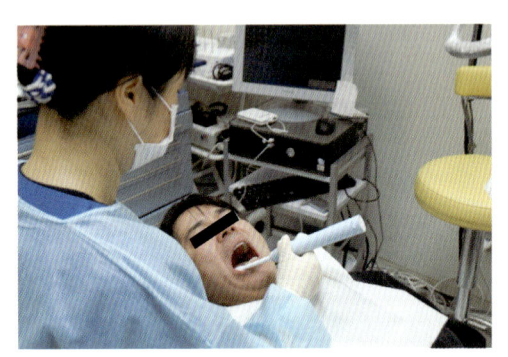

図4-36　パワーブラシの使用

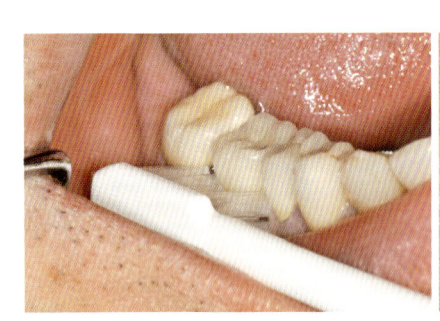

図4-37　手用歯ブラシの正しい当て方
　繰り返し指導をしても写真のようにうまく当てられない場合にはパワーブラシの使用をすすめる

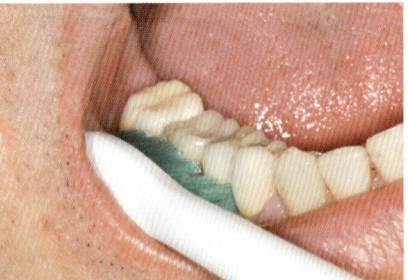

図4-38　パワーブラシの当て方
　手用歯ブラシによるブラッシングを補う．使いはじめは実際にパワーブラシを振動させて患者に違和感がないか確認する

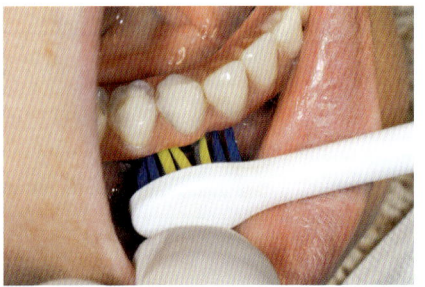

図4-39　患者の口腔内に応じてヘッドの大きさなどを変えてブラッシングする

（3）歯間ブラシ

歯ブラシで清掃しきれない個所は歯間ブラシを利用します．

歯間ブラシは，ワイヤー部分がプラスチックやナイロンでコーティングされたものを選択します．サイズの選択も慎重に行います．大き過ぎるサイズのものを選んで，患者さんが歯間に無理に押し込む形で使用してしまうと，空隙ができてしまいます．食片が圧入しやすくなるので注意が必要です．

歯間に挿入する際は，上顎と下顎とも歯肉の辺縁に歯間ブラシのシャンク部を押し付けないように注意します．操作は細かい動きで行い，大きく前後に動かさないようにしましょう（**図4-40〜45**）．

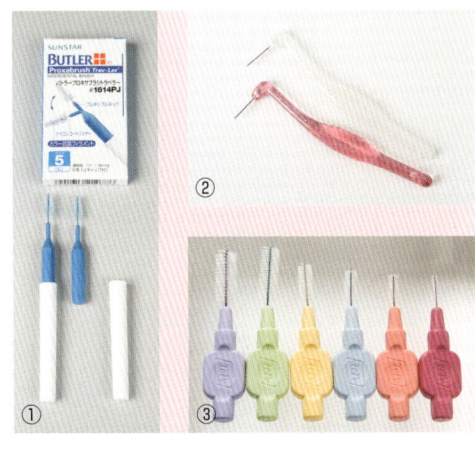

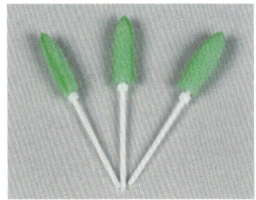

図 4-41 スポンジタイプの歯間ブラシ

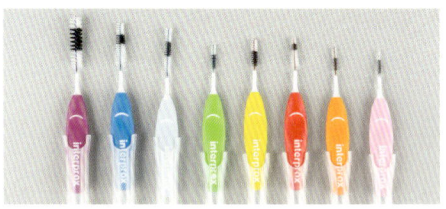

図 4-42 インターブロックス® プロ（茂久田商会）

図 4-40 ナイロンコートの歯間ブラシ
インプラント体を傷つけないようワイヤーがコーティングされている．サイズもさまざまある．歯科衛生士がどのサイズが適切かみきわめる
① BUTLER プロヘキサブラシ トラベラー（サンスター），②インプラント専用歯間ブラシ ルミデント iP®（ヘレウスクルツァージャパン），③ TePe®（クロスフィールド）

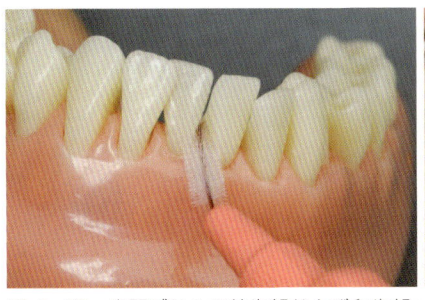

図 4-43 歯間ブラシの前歯部および臼歯部への挿入法
歯肉の辺縁にブラシを添わせる形で挿入

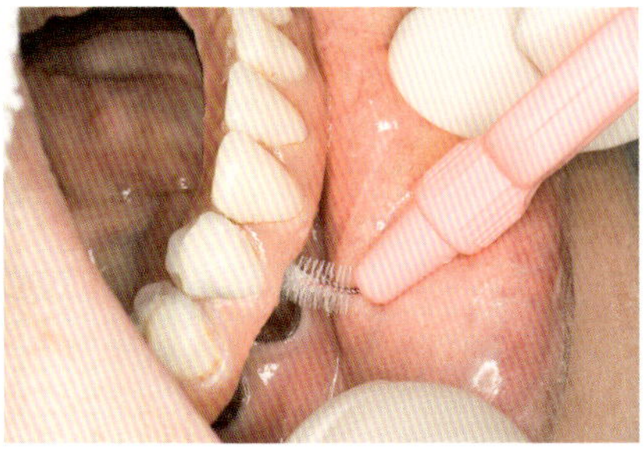

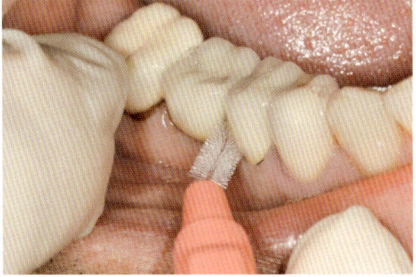

図 4-44 アバットメントへの対応

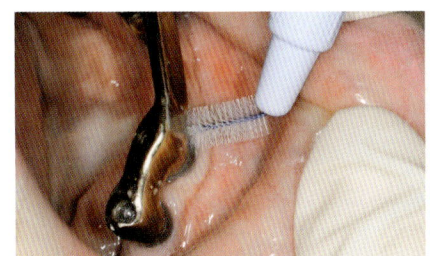

①唇側から 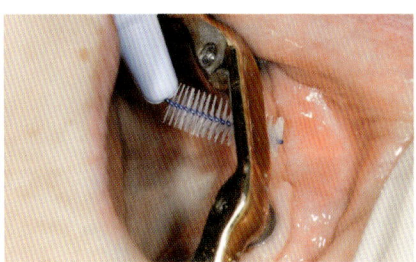　　②舌側からも行う 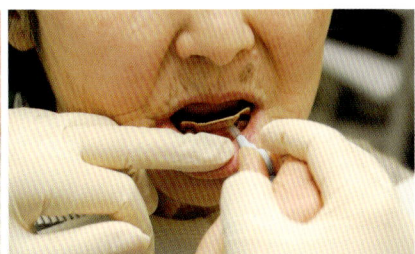　　③歯科衛生士が患者の手をとって動かし方，力の入れ方を指導する

図 4-45 歯間ブラシによる補綴物の清掃

(4) タフトブラシ

シャンクの角度，歯ブラシのヘッドの大きさ，植毛部の硬さや形が違うものが多数あるため，歯科衛生士は患者に適合したものを選択するようにします（図4-46，47）．

(5) ラバーチップ

残存歯に使用します．

プラーク除去を目的としていますが，プラーク除去の操作がマッサージも兼ねています．

ラバーチップは，先端が細いタイプのものを選択します．先端が太くなったラバーチップを強く歯肉縁下に押し込んだり，また歯間空隙が小さいのにラバーチップを押し込んで操作してはいけません（図4-48～50）．

舌側側から歯間ブラシやタフトブラシを使用することが困難な場合は，ラバーチップを舌側から当てるようにしプラーク除去を行います．

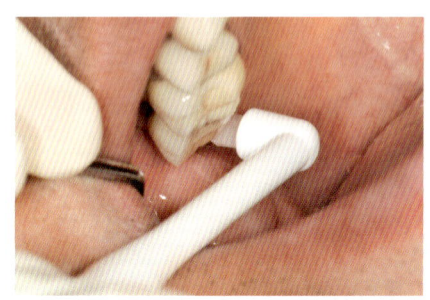

図4-46 タフトブラシ
　患者さんにあたり具合を確認してもらう

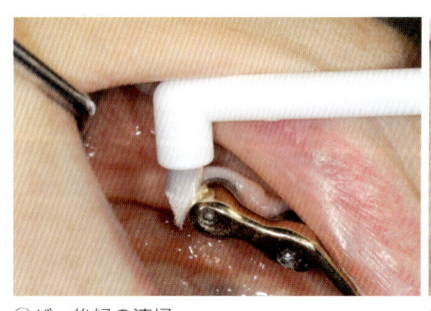

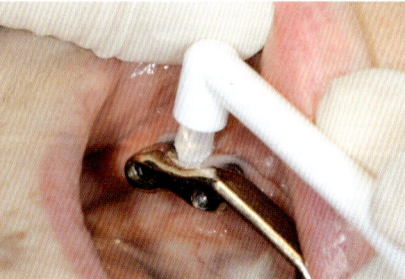

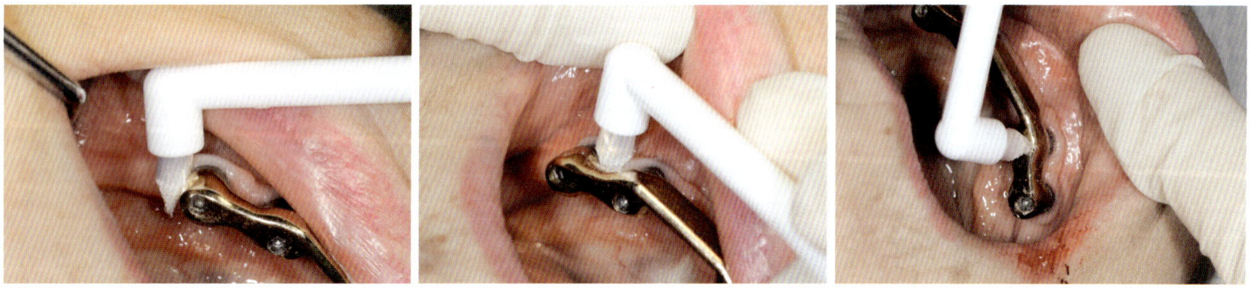

①バー後縁の清掃　②バー辺縁の清掃．患者が痛くないか確認して行う　③スクリュー部も清掃する

図4-47 バーの清掃

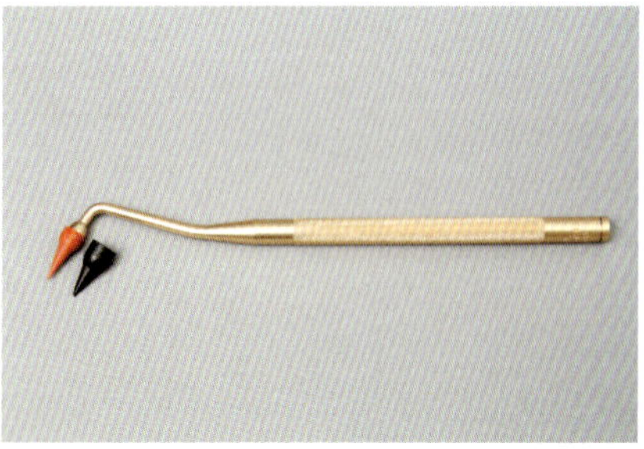

図4-48 ラバーチップ

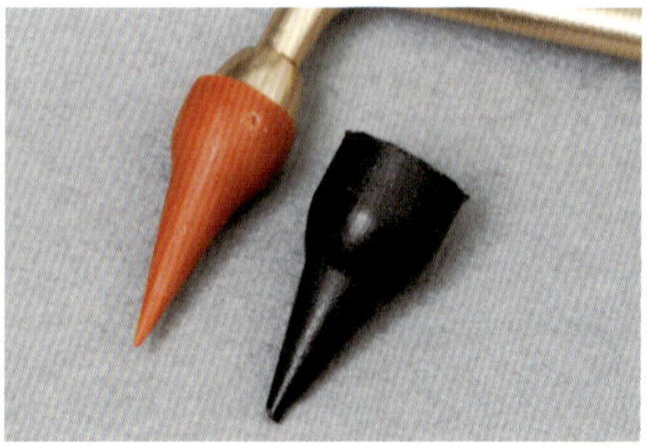

図4-49 ラバーチップ先端の違い
　赤いチップは先端が細く作られている

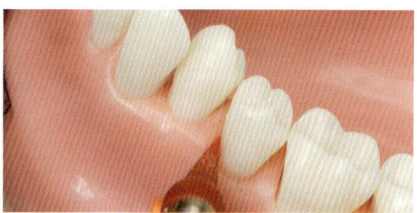

図4-50 ラバーチップの操作

（6）デンタルフロス，デンタルテープ，スーパーフロス，ガーゼストリップスなど

　審美性が要求されるような前歯部や，インプラントの頸部の清掃は，歯間乳頭を維持し歯間乳頭を損傷しないためにもフロスやテープの使用のほうが好ましい場合があります．

　歯科衛生士は，患者さんがインプラント周囲粘膜溝にフロスなどを過度に強い力で挿入し，付着部分の損傷や歯肉退縮を起こさないよう，挿入するときの力加減，挿入方向，固定法について指導します．

　スーパーフロスを使用する際は，フロスのフィラメントが歯間部に残らないよう注意する必要があります（**図4-51 ～ 53**）．

　また，ガーゼストリップスは，粘膜と基底面の間に置いて左右にガーゼを動かすことによりプラークを除去できます．この際，ガーゼの端が歯肉に何回も触れることで歯肉が擦過傷を起こしてしまわないように注意しなければなりません．

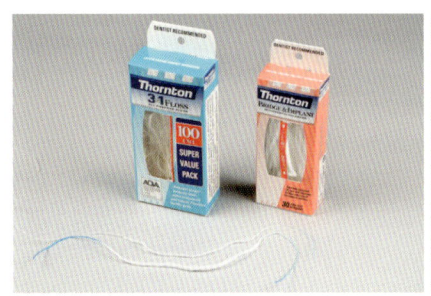

図4-51 スーパーフロス
　ソートンスーパーフロス3 in 1®，ソートンスーパーフロスブリッジ・インプラントタイプ®（サンデンタル）

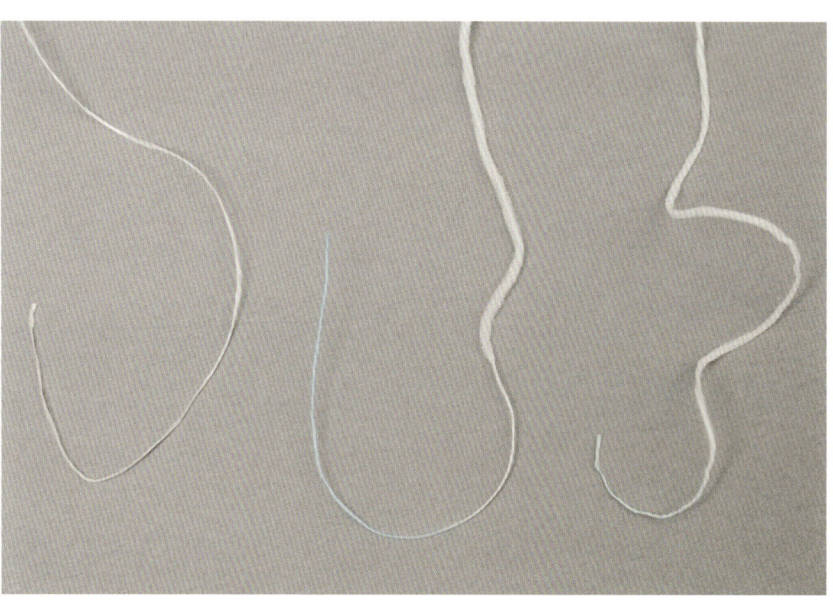

図4-52 さまざまなフロスと太さの違い

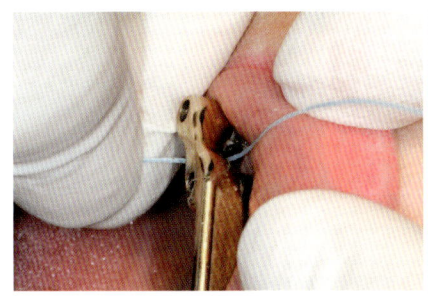

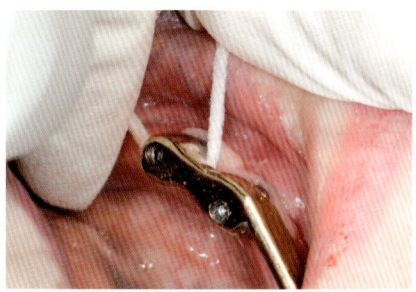

①スーパーフロスの挿入　　②スーパーフロスはスポンジの部分を使用する　　③インプラント体に巻きつけてフロッシングを行う

図4-53 スーパーフロスの操作法

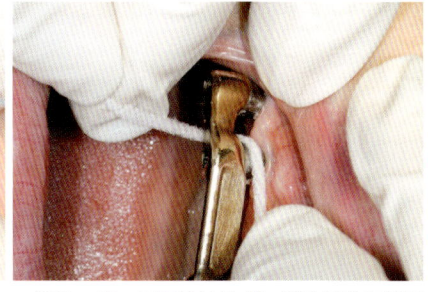

ほかにもさまざまなフロスがあり，その特徴と知ったうえで適したものを使っていくとよいでしょう（図4-54〜58）.

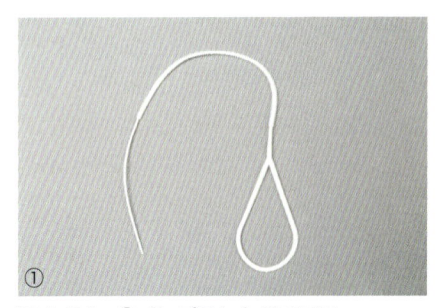

図4-54 ①インプラント用フロス　②拡大

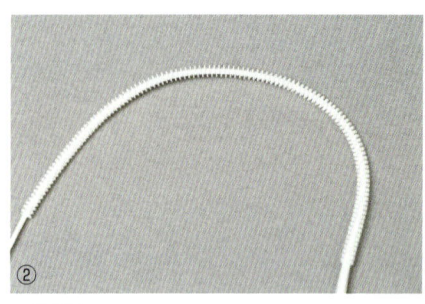

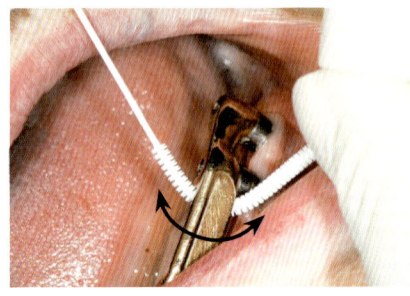

図4-55 インプラント用フロスの使用
唇側↔舌側と交互に引く

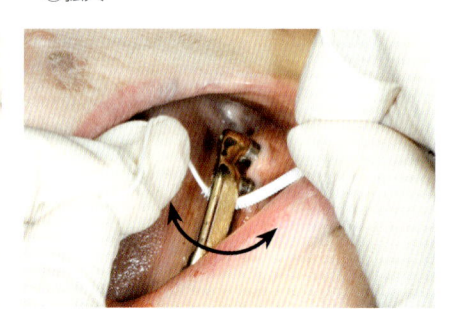

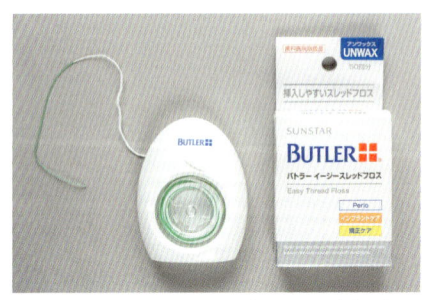

図4-56 ペリオ，インプラント，矯正ケア用のフロス
バトラーイージースレッドフロス®（サンスター）

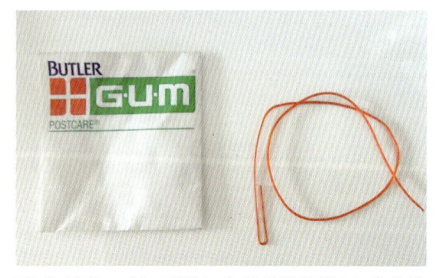

図4-57 インプラントの清掃用につくられたデンタルフロス
BUTLERポストケアー®（サンスター）．インプラントの手術の時期によっては使用が適さないことがあるので注意が必要である

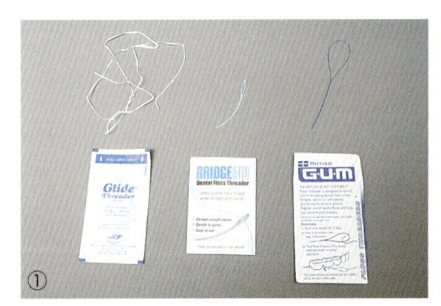

図4-58 ①フロススレッダー各種　②拡大

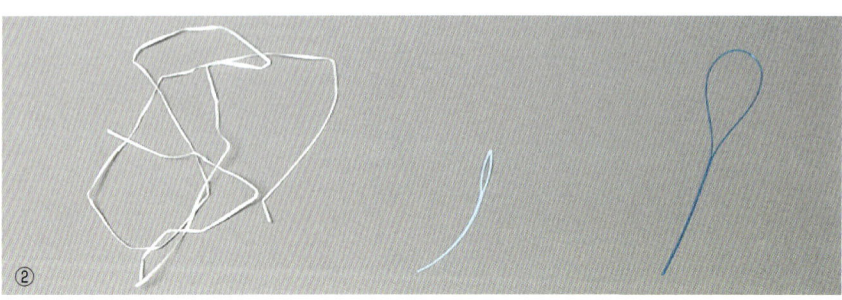

3）舌清掃のホームケア指導

　インプラントにおいては，口腔内をプラークフリーにするという観点から，歯の周囲にプラークが無くても，舌にプラークが付着していないかチェックを行うことが必要です．

　舌苔が付着しやすい患者さんとそうでない患者さんがいますが，舌苔について知識がある患者さんはそれほど多くないようです．舌には無数の乳頭が存在し，その部分に凹凸面があるためプラークが付着しやすくなっています．患者さんに指導を行う際は，鏡を見せ，どの部分が舌苔なのかを示します（**図4-59**①）．少し舌を突き出してもらい舌根のほうが舌苔が多く付いていることを示し，やわらかい歯ブラシなどで舌の奥より手前のほうに軽くなでるように歯ブラシを引き出します（**図4-59**②）．あまり奥に歯ブラシを入れてしまうと患者さんによっては違和感を感じたり，嘔吐反射を起こす人もいるので気をつけて指導を行います．重要なことは，できるだけやわらかい歯ブラシで軽くなでるように用具を使用します．力を入れてはいけません．

　はじめは，歯科衛生士がブラッシングの力加減，歯ブラシを舌のどの辺りに当てて手前に引き出したらよいかを示します．その後，患者さんに実際に用具をもたせて清掃を行ってもらい，問題があればやわらかい表現で指導していきます．患者さんによっては初めて舌清掃を行う人もいるため，上手にできなくても強く否定したりせず話すようにします．

　使用する用具は，やわらかい歯ブラシ（**図4-60**），または舌クリーナー（**図4-61**）などがよいでしょう．口唇が乾燥している場合は，口唇を保湿します（**図4-62**）．嘔吐反射が起こりにくい操作であることが肝心です．

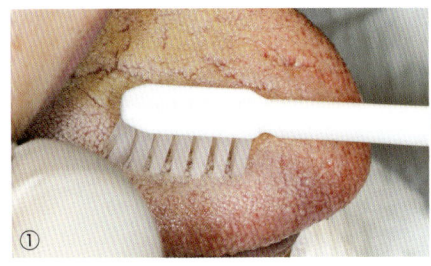

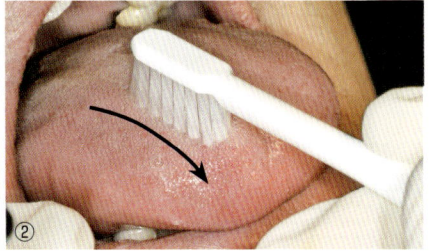

図4-59 舌苔と舌清掃
　①患者にどの部分が舌苔か示す．インプラントのメインテナンスにおいて舌苔除去は重要であり，見落としてはならない事項である．②やわらかい歯ブラシなどを使い，なでるように軽い力で舌の奥より手前のほうに歯ブラシを引き出す．

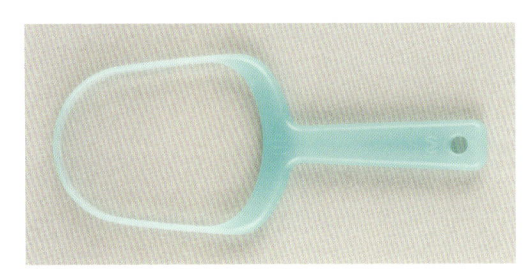

図4-61
クリーンタング（ユニロック）

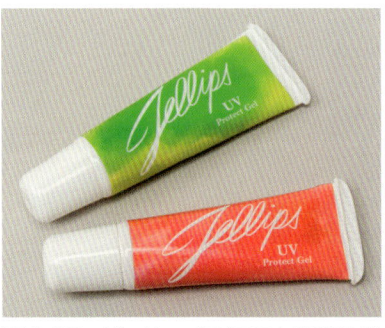

図4-62 ジェリップス（モモセ歯科商会）
口唇が乾燥している場合は保湿を行う．

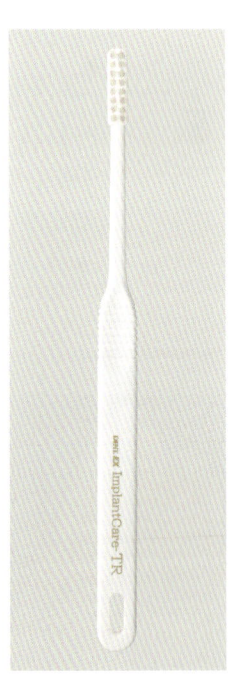

図4-60 インプラント専用歯ブラシ
DENT.EX ImplantCare-TR（ライオン）

4）オーラルイリゲーションとホームケア指導

（1）オーラルイリゲーションとは

オーラルイリゲーションは，一定の水流による水圧あるいは脈動する水流が作り出す強弱によりデンタルバイオフィルムを洗浄し除去する方法です．デンタルバイオフィルムや食片を洗い流すことで，歯肉炎，歯肉出血の減少につながります[18]．

（2）オーラルイリゲーションとインプラントとの関連

インプラントが埋入されている口腔内において，残存歯に付着している細菌がインプラントにも伝播する可能性があるということは研究論文でも述べられています[18]．

また，部分無歯顎患者において，インプラントが埋入された歯肉縁下の歯周病菌の影響を調査した論文があり，天然歯周囲のポケットの歯周病菌がインプラント周囲組織に対する感染源となりうるという調査結果が示されています[19]．

これらの調査結果からもわかるように，インプラント埋入予定の患者さんが歯周病であった場合は治療する必要があり，インプラント埋入後も口腔内の残存歯が歯周病に陥らないようにメインテナンスを頻繁に行う必要があります．

（3）洗浄液の到達度[3]

洗口のみでは洗浄液が到達しにくい歯肉縁下ですが，オーラルイリゲーションを使用することで到達度が上がります．さらに，チップの形態によっても到達度は変わります．歯肉の状態に合わせた選択をすると良いでしょう．

①洗口での到達深度はポケットの深さの4%（図4-63 ①）
②歯肉縁上用のイリゲーションチップを使用した場合，浅いポケットの到達深度は29〜71%（図4-63 ②）
③中程度〜深いポケットの到達深度は44〜68%（図4-63 ③）
④歯肉縁下用のイリゲーションチップを使用した場合，到達深度は75〜93%（図4-63 ④）

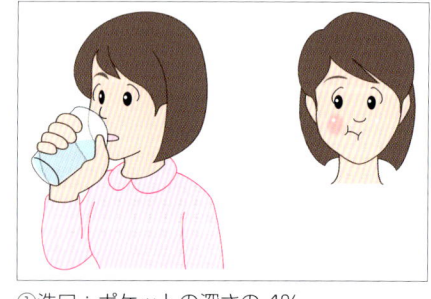

①洗口：ポケットの深さの4%

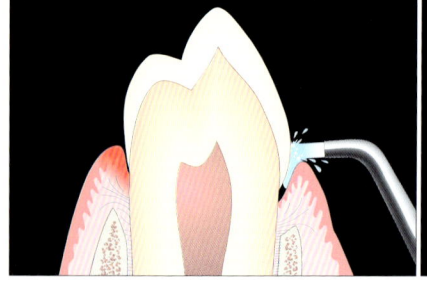

②歯肉縁上用のイリゲーションチップ使用
　浅いポケット：29〜71%

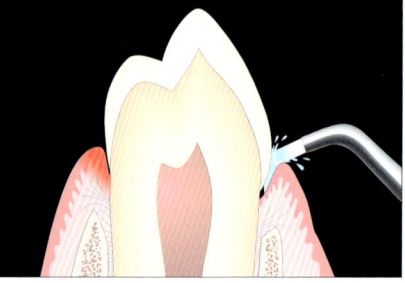

③中程度〜深いポケット：44〜68%

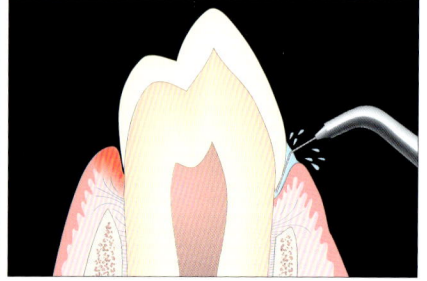

④歯肉縁下用のイリゲーションチップ使用
　ポケットの深さの75〜93%

図4-63　歯肉縁下への洗浄液の到達深度

(4) オーラルイリゲーションの装置

①装置の種類と作用

オーラルイリゲーションの装置（**図4-64**）には大きく分けて持続水流式と脈動式の2種類があります．

脈動式のイリゲーション器材は脈動により流体力学的にインパクトゾーンとフラッシュゾーンという2つの流動作用域が生じます（**図4-65**）．その作用により歯ブラシの届きにくい歯間部，歯肉ポケットの洗浄や歯肉マッサージを行うことができます．

②洗浄チップの種類と選択

ラバーチップ，テーパー状のチップ，カニューレ状のチップ，ブラシ状のチップなどがあります（**図4-66**）．

洗浄チップは，歯，歯列弓，歯周ポケット，補綴物などの状況に応じ歯科衛生士が選択するのが望ましいといえます．なおカニューレ状のチップは，組織への傷害を考慮すると患者自身で挿入し使用するのは困難です．必要な場合は，リコール時に歯科衛生士が操作して使用するほうが良いでしょう．

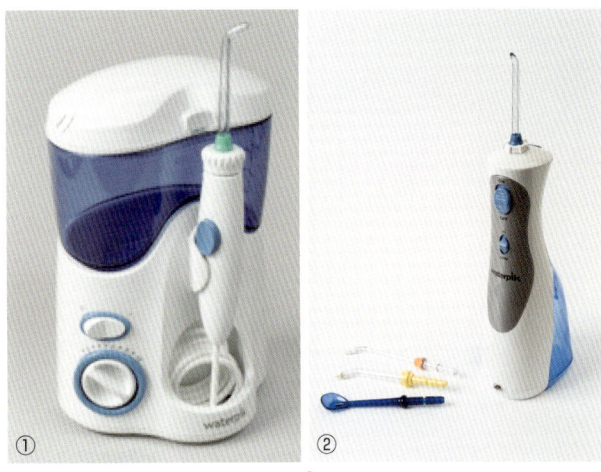

図4-64 ①ウォーターピック® ウルトラ，②ウォーターピック® ウルトラ コードレスタイプ（ウォーターピック社／ヨシダ）

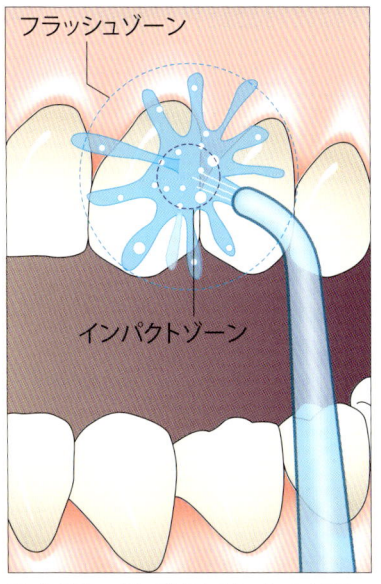

図4-65 インパクトゾーンとフラッシュゾーン
インパクトゾーン（直接作用域）：水または洗浄液が最初に歯，口腔内に接触または衝突する場所
フラッシュゾーン（洗浄域）：歯面よりそれた，水または洗浄液が歯肉縁下内にいきわたる領域

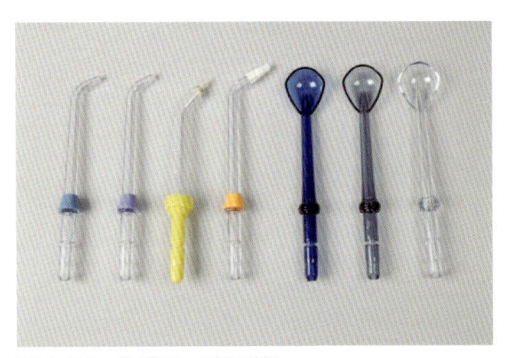

図4-66 洗浄チップの種類

(5) オーラルイリゲーションの使用方法

①使用頻度

オーラルイリゲーションは決して歯ブラシに取って代わるプラーク除去用具ではなく，あくまでブラッシングの補助的用具として使用すべきものです．はじめに歯ブラシと歯間ブラシを用い，次にオーラルイリゲーションを使用します．インプラントとデンチャーが患者自身で取りはずしができないタイプもあり，歯ブラシによるプラーク除去が困難なこともあるため，オーラルイリゲーションを1日に1～2度使用することによって，除去率の向上を期待できます．

②操作の指導

オーラルイリゲーションを使用したことのない患者さんには，器械の使用方法についてよく指導します．特にチップの選択，パワー設定の仕方には気をつけなければなりません．

パワー設定については，初めはどの患者さんもできるだけ低いパワーで始めるのが良いと思います．チップはインプラントが埋入している部位の歯肉には直接入れないように指導します（**図4-67～69**）．

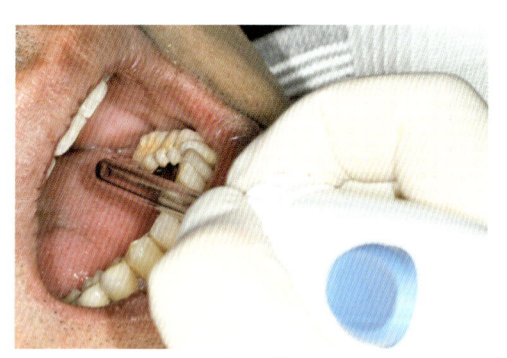

図4-67 ウォーターピック®の操作

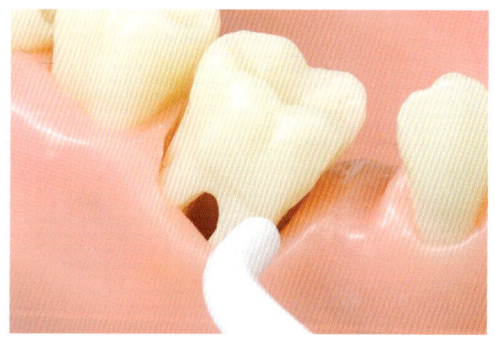

図4-68 模型で見本をみせながら指導する

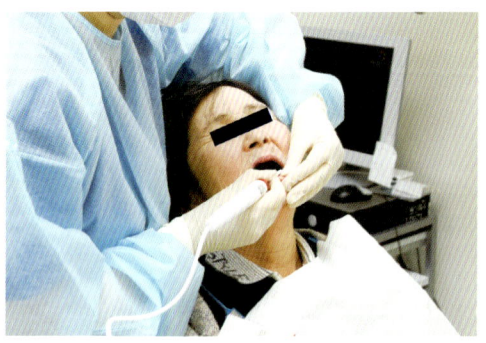

図4-69 患者にウォーターピックを使用して違和感がないかを確認してもらう

グルコン酸クロルヘキシジン100ml使用による歯肉縁下洗浄が，インプラント周囲組織のメインテナンスに及ぶ効果について示した調査結果もあります[20]．

このように，オーラルイリゲーションでは水のみを使用するのではなく，殺菌薬と併用することもできます．

患者さんに伝えるオーラルイリゲーションの使用方法ステップガイド[21]

（1）口腔洗浄器のタンクに注水します．
（2）選択したチップをハンドルに装着します．
（3）水圧のパワー設定を最小に合わせます．
（4）水圧をチェックします．
（5）できるだけ洗面台に近づき，前かがみになりオーラルイリゲーションのチップを口腔内の使用部位にあてます．
（6）スイッチを入れます．スイッチを入れると同時に水が出てくるので，口を少し閉じ気味にし，水が口より流れるようにします．
（7）様子をみながら水圧のパワーを調整していきます．

操作のポイント[21]（図4-70）

口腔全体にオーラルイリゲーションを使用する際
・歯肉辺縁に沿ってチップを動かしていきます．
・上顎の頰側臼歯部より前歯部に移動し，頰側を行い，上顎頰側を終えてから口蓋を行い次に下顎に行うようにします．
・各部位につき5～6秒間水をあてます．

（6）オーラルイリゲーションの禁忌症

感染性心内膜炎は心臓弁と心内膜の微生物性感染症であるため[21]，この疾患のリスクがある患者さんについては，オーラルイリゲーションを使用する前に医師による対診が必要です．

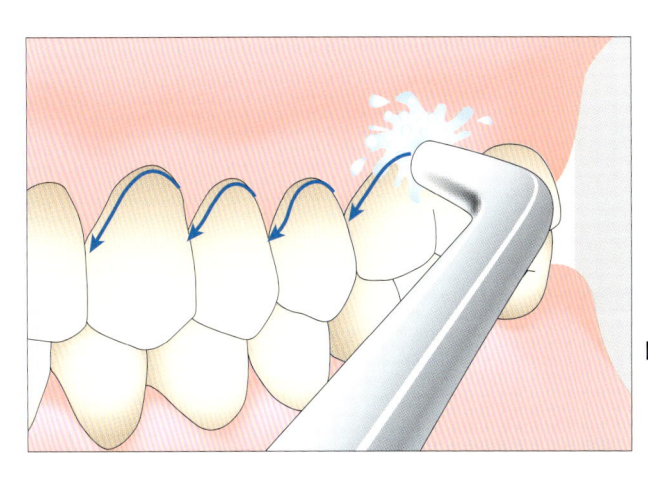

図4-70 オーラルイリゲーションの操作
歯肉に対して90度
歯肉辺縁に沿って動かす
動かす順序（上顎頰側臼歯部～下顎）

5）洗口のホームケア指導

①洗口の目的

　齲蝕予防，プラークコントロール，口腔内の軟組織の改善，口腔内の乾燥予防，口臭予防，知覚過敏予防，外来性着色予防，歯石沈着をコントロールするなどの目的で行います．

②洗口剤の分類

　日本では薬事法に基づいて化粧品洗口剤と医薬部外品洗口剤に分類することができます．

　配合されている薬用成分には，クロルヘキシジン，トリクロサン，フェノール系のエッセンシャルオイルなどがあります．

③洗口方法

　歯科衛生士が患者さんの状況に応じて適した洗口剤を紹介します．

　洗口剤の薬用成分が効果を発揮するためには，正しい洗口方法を行う必要があります．患者さんに幼少期についた洗口のくせがあって正しい方法を習得していなければ，歯科衛生士が指導する必要があります．

　クロルヘキシジンは，歯磨剤の成分であるラウリル硫酸ナトリウムに反応して不活性化されるので，患者にはブラッシング後に水でよく洗口してもらい，30分後にクロルヘキシジンによる洗口を行うよう指導します[21]．

患者さんに伝える洗口方法ステップガイド

（1）少量の液体を口に含む
（2）口唇を閉じる．上下顎の歯は少し開けておく
（3）液体が歯間部を通過するようにする
（4）口唇，頰，舌を使って液体が歯間部を往復するようにする
（5）頰を膨らませたりすぼませたりを交互に数回繰り返す
（6）口腔内を3分割し前歯部，右側臼歯部，左側臼歯部，と行う
（7）最初に前歯部に集中して洗口し，次に右側，左側を洗口する
（8）吐き出す
（9）洗口時間や洗口頻度などは製品の説明書に従う

6）患者のモチベーションアップのための指導

（1）術者磨き

　術者磨きの要点は，まず患者さんにどの部分にプラークが残っているかを明確にわかってもらうことです．また，インプラントでは特に歯肉の退縮を防ぐためにブラッシング圧に注意する必要があります．ホームケア中にブラッシング圧がもとに戻ったり，強くなっていたりするので，術者磨きは毎回行って，患者さんに適切な圧を体感してもらい，自分自身でブラッシングを行ったときと比較してもらいます．患者さんに「いつもの歯磨き圧と同じですか？」と確認し，感想を聞きながら指導を行います．

　また，歯面に対する歯ブラシの角度や動かし方をよく理解してもらうために，少しデンタルチェアーを起こして必ず患者さんに鏡を見せながら指導を行います．

（2）染め出し

　患者さんにプラークの部位を明確に理解してもらうために，またプラークが付着していることをあまり理解できていないと術者が感じた際に行います．

①染め出し剤の選択

　染め出し剤は多くのメーカーから販売されています．購入する際は，粘膜を刺激しないもの，味の強すぎないもの，拡散性があるものを選ぶと良いでしょう．

②染め出しを行う際の注意点

　男性ですと唇や頬粘膜に染色液が付かないように水性の潤滑剤を塗布するなどの配慮をします．染め出した結果がよくなかったとしても，一方的に患者さんを責めてはいけません．なぜなら，患者さん自身としてはできる限りのことを行ったのかもしれないからです．指導するときは，プラークが除去できている部分を見つけて「この部位はよく磨けていますね」というように，1つの部位だけでも成果をほめるようにします．そしてプラークが残っていた部位については「できている部位と同じように歯磨きをしてください」と話します．

　初めに必ずうまく磨けている部分をほめ，次に磨けていない点を指摘するのがポイントです．特に社会的な地位の高い患者さんなどには注意して対応します．

5—メインテナンス期のディブライドメント

インプラントにおけるプラークと歯石の分類

ディブライドメントを行っていくためには，まずプラークと歯石の状態を評価する必要があります．図4-71にプラークと歯石の評価の基準例を示します．

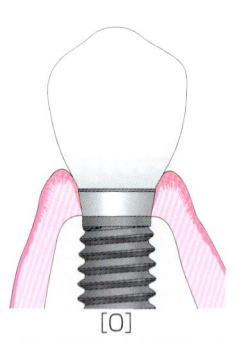

[0] インプラント周囲にプラーク，歯石の沈着が認められない

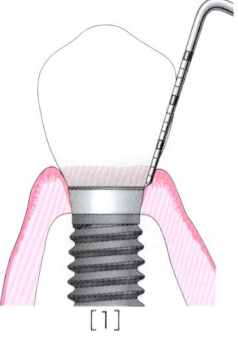

[1] 術者によりフイルム状のプラークは除去されるが目に見えるプラークはない．
・インプラント体表面のプラークの有無はプローブを使用することで見分けることができる

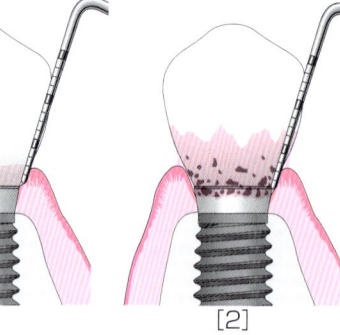

[2] ・目に見えるプラークがインプラント体の周囲やインプラント体周囲の組織辺縁に存在する．
・中程度のプラークがインプラント体周囲の歯肉縁下から1mm以上沈着している．
・目に見える中程度の歯石がインプラントの歯肉縁上，縁下に存在する

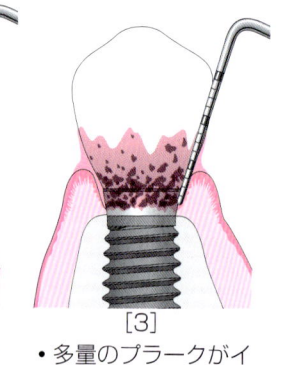

[3] ・多量のプラークがインプラント体の表面またはインプラントの周囲の組織辺縁に蓄積存在する．
・インプラント体周囲の縁上，縁下に多量の歯石が存在する

図4-71　プラークと歯石の評価[13]

※それぞれの各条件のいずれかに相当することを基準に判断

2 超音波スケーラーによるスケーリング

ブラッシング等が終わったら，超音波スケーラーによりプラークや食物残査を除去し，口腔内の細菌を減少させます．

1）超音波スケーリングの手順

超音波スケーラーのチップもインプラントを傷つけないプラスチック製などのものを使用します．

● **器具の準備（インプラントで使用する超音波スケーラーチップの種類）（図 4-72）**

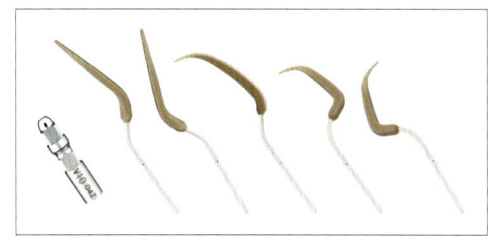

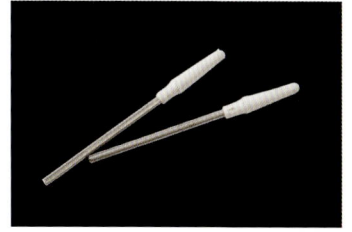

① Varios®用チップ（NSK）

② EMS　磨耗しているチップは使用しない

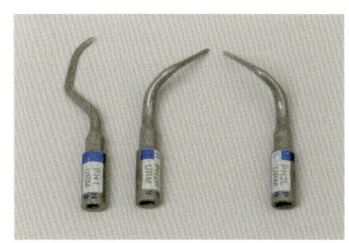

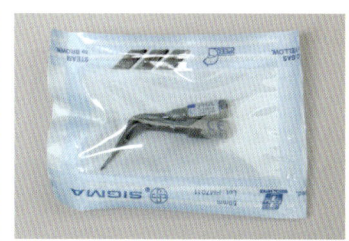

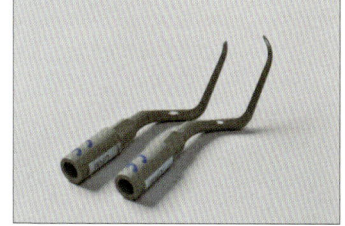

③チップは必ず滅菌する．磨耗しているものは使用しない．スプラソン P-max のチップ（サテレック社・白水貿易）

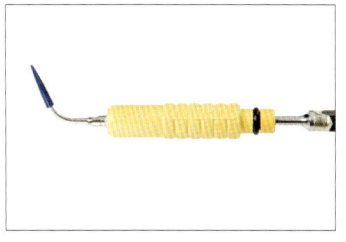

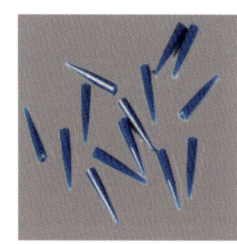

④キャビトロンプラス®のディスポーザブルチップ（ソフチップ®）（デンツプライ）

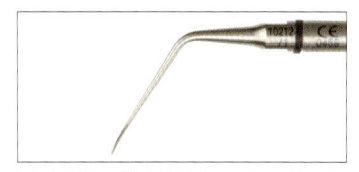

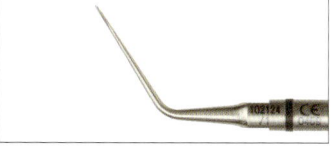

⑤純チタンチップ IP3R（左），IP3L（右）（白水貿易）

図 4-72　超音波スケーラーチップ

●患者さんの洗口（図4-73）

次に，ハンドスケーラーを使用する場合も同様ですが，特に超音波スケーラーを使用する際は必ず患者さんに洗口剤を使用した洗口を30秒間行っていただきます．

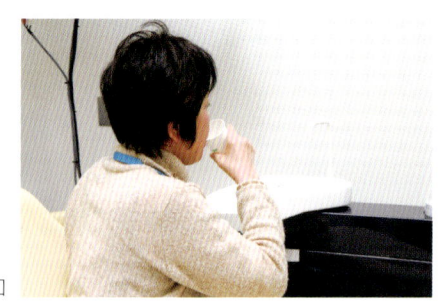

図4-73 スケーリング前の洗口

●送水，水量の調節（図4-74）

使用前に必ず2分間送水し，微生物の数を減少させます．
スケーラーのチップを装着し水量を霧状になるように調節します．

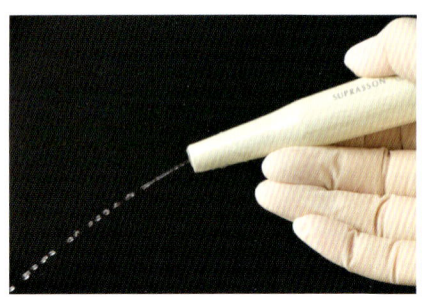

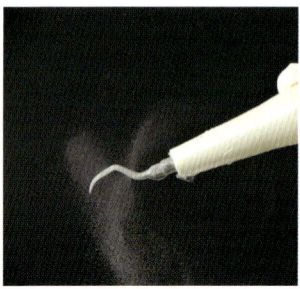

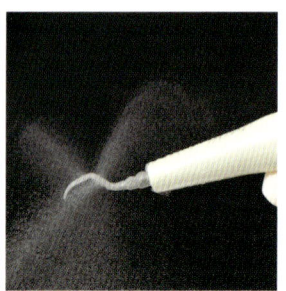

図4-74 送水と水量の調節　○適当な霧状の水　×水量が多すぎる

●把持法（図4-75）

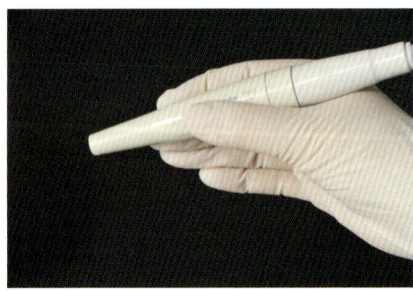

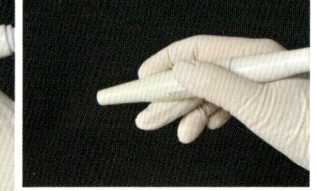

×執筆状になっている

図4-75 ○執筆状変法で軽く把持する

●固定法（図4-76）

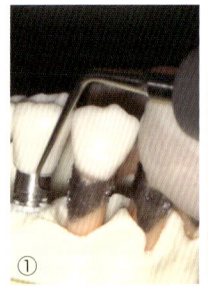

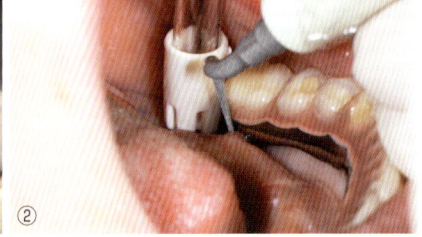

図4-76 固定を必ず求める．口腔内固定（①）でも口腔外固定（②）でも良い

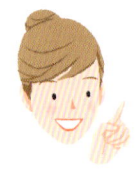

バイオロジカルシールを破壊しないためにも正しい持ち方，動かし方で使用しましょう！

●動かし方（図4-77）

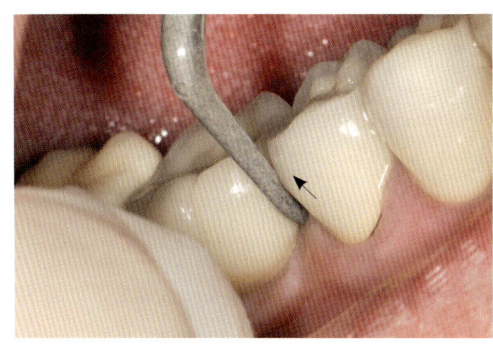

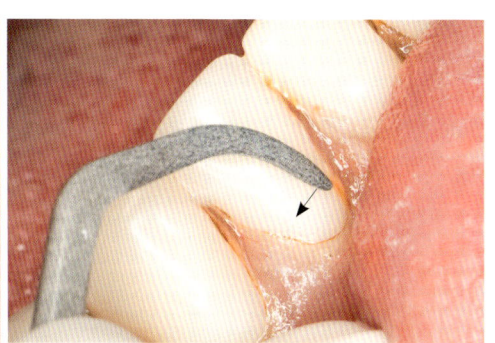

ストローク：チップの動きは一定の間隔で動かす．短い軽い動きで，ストロークは垂直，水平，斜めまたはこれらを組み合わせて行う．
側方圧：側方圧は強くかけず，フェザータッチで行う

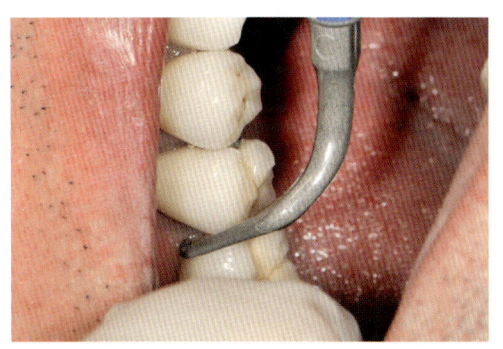

○インプラントと平行

無理に歯肉縁下に押し入れるような操作をしないようにしましょう．

操作角度：チップはインプラント体と平行になるように当て，できるだけチップの側面を使用しディブライドメントを行う

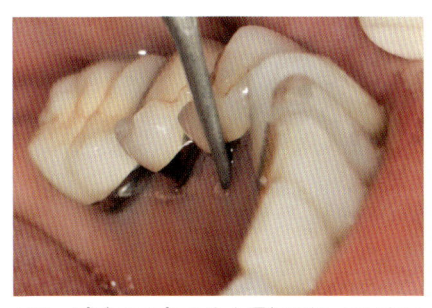

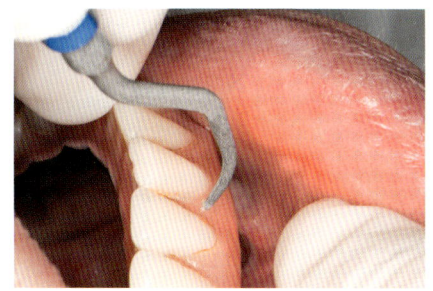

×チップがインプラントと平行になっていない　×チップの先端が直角にあたっている

図4-77　超音波スケーリング

　なお，チップは，プラスチック製であっても金属の超音波スケーラーチップと同じで，毎回使用していると磨耗が生じます．先端が磨耗してくると超音波の振動がうまく伝わらなくなるので，新しいチップへの交換が必要です．

ハンドスケーラーによるスケーリング

　超音波スケーラーで取りきれないプラーク，歯石の除去，および再確認のためハンドスケーリングを行います．

1）インプラントに使用するハンドスケーラーの要件

　インプラントをスケーリングする際は，超音波スケーラーチップ同様金属製のハンドスケーラーの使用は避けます．インプラントの構成部分は最近ではチタンでできていることが多いため，金属製のスケーラーやチップを用いるとインプラント体を傷つけ，プラークを付着させる原因になり，インプラント周囲の組織にもトラブルを起こします．

　また，チタンのインプラント体に金属スケーラーを使用するとガルバニックショックが起こる可能性があります．

　インプラント体の損傷を防ぐためには，インプラント体よりやわらかい，または同等の硬さのスケーラーを選ぶ必要があります．インプラントのディブライドメントに適したスケーラーの材質にはプラスチック，グラファイトを含むもの，カーボン繊維含有ポリアミド製，金メッキ・チタン・ナイロン・チタンメッキなどがあります．

2）インプラント用ハンドスケーラーの種類

　各メーカーからさまざまな種類が出されているので，その特徴を知り，使い分けていくとよいでしょう（**図4-78～89**）．

　日本でおもにみられるのは，①ユニバーサルキュレットタイプ，②シックルタイプです．シックルタイプはさらに，Ⓐ曲の鎌型（前歯部用・臼歯部用），Ⓑ直の鎌型に分かれます．

●プラスチックスケーラー

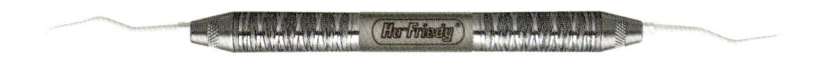

図 4-78　Hu-Friedy　インプラケアⅡ　チップの再使用不可

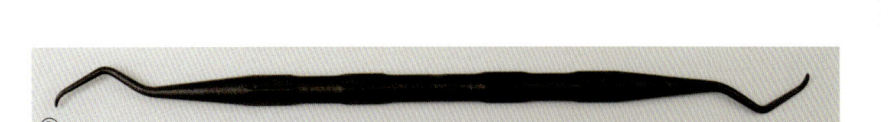

図 4-79　①デブラーカーユニバーサル®（Kerr）（アバットメントの隣接面向き）

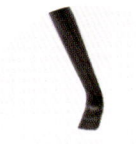

②デブラーカーオロフェイシャル®（Kerr）（アバットメントの頰舌側面向き）

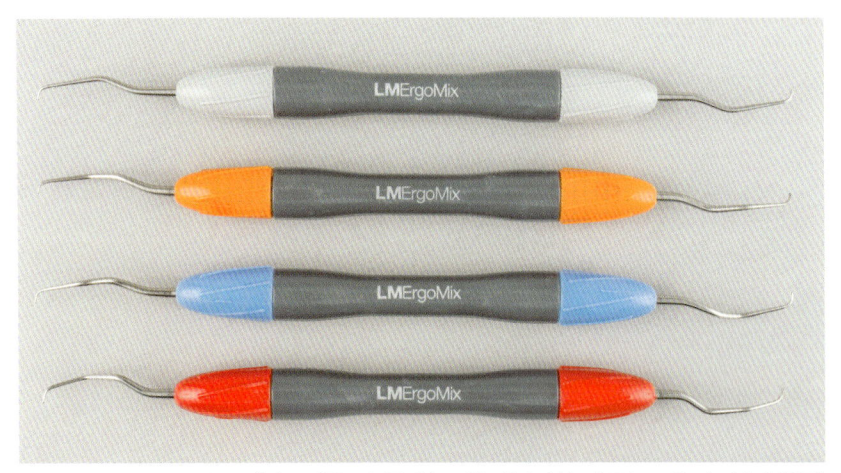

図 4-80　LM ErgoMix（インプラント用チタン製．取り外し式スケーラー）（白水貿易）

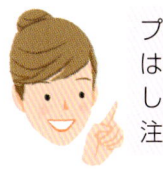

プラスチックスケーラーは特に先端が繊細で磨耗しやすいので取り扱いに注意しましょう！

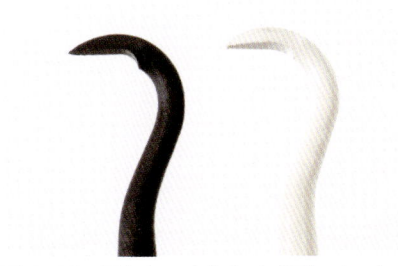

図 4-81　同じシックルタイプでもメーカーにより形の違いがある

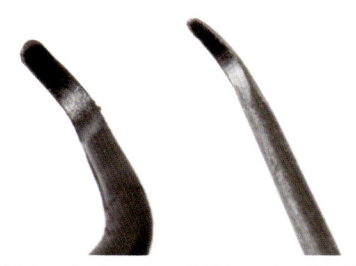

図 4-82　メーカーによるスケーラーの幅の違い

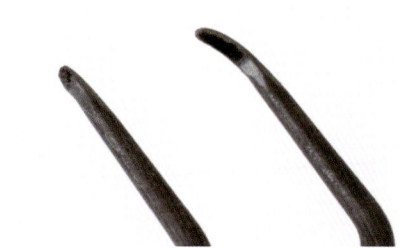

図 4-83　新品のスケーラー（右）との比較　作業部が左のようになったものは使用できない

第4章 インプラントのメインテナンス

● チタン製スケーラー

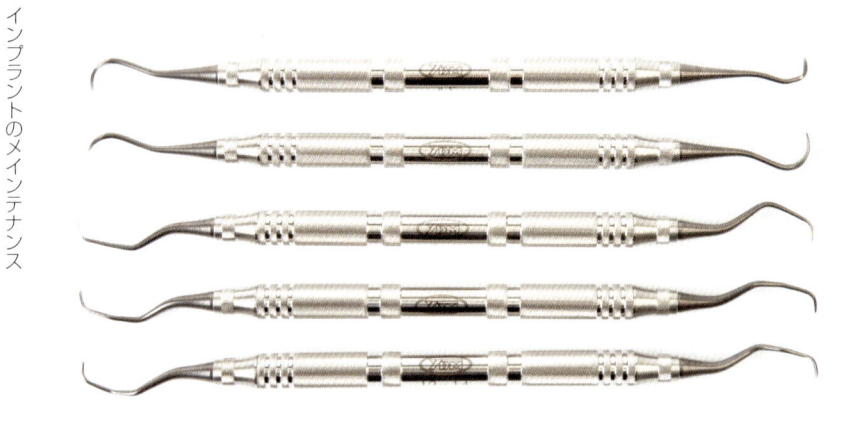

図 4-84　チタンスケーラー
　　　　　メインテナンス用スケーラー　チタン製®
　　　　　（YDM）

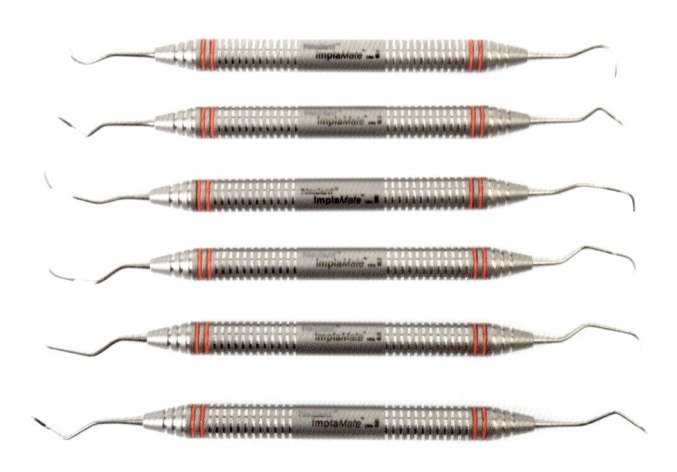

図 4-85　Nordent Implamate®（ヨシダ）

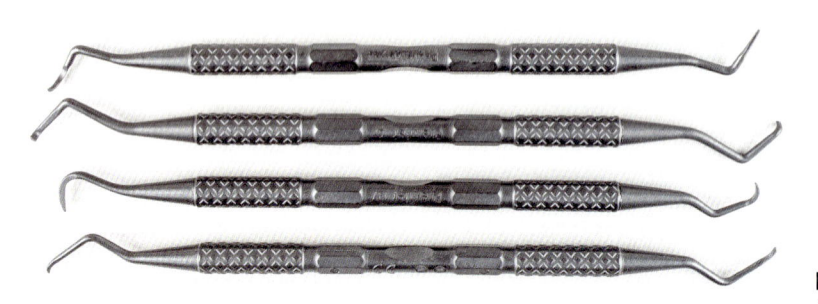

図 4-86　インプラント用　インスツルメント
　　　　　（プレミア／白水貿易）

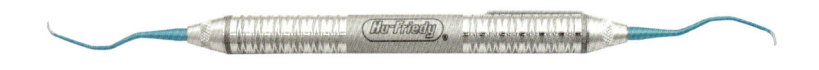

図 4-87　TITANIUM IMPLANT SCALERS
　　　　　（Hu-Friedy）

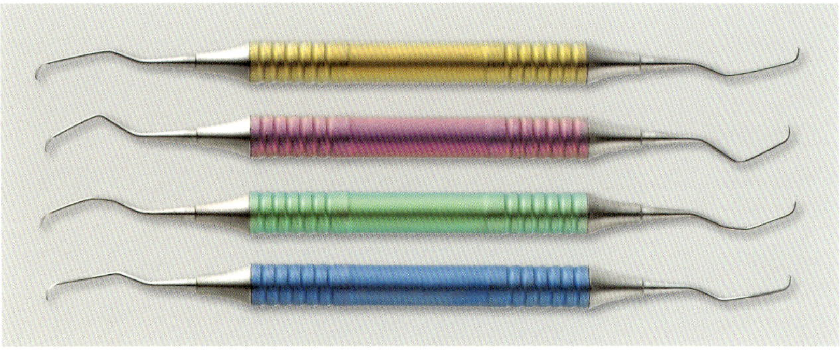

図4-88　マーチン歯周用キュレット®（茂久田商会）
　チタン製キュレットでインプラント体に使用できる

● **チタンメッキされたスケーラー**

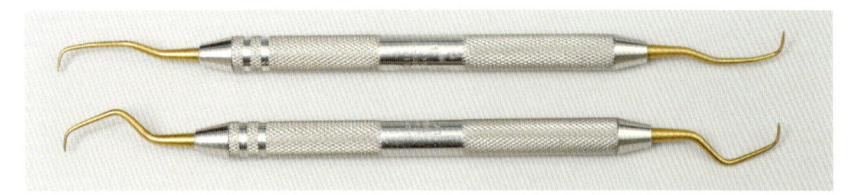

図4-89　♯SG L5/6 SST，♯SG L7/8 SST TITANIUM COAT CURET®（Hartzell）

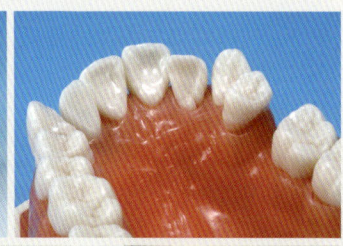

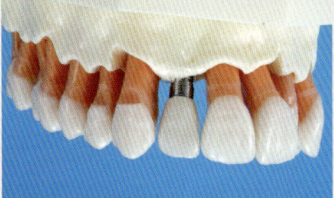

> **コラム**　インプラントのメインテナンスを練習するために
>
> 　スケーリングを適切に行えるようにするためには，訓練も必要です．顎模型などを使用して，技術の向上をはかるようにしましょう．
>
> 　写真の顎模型（KATO HISAKO モデル）はさまざまな患者の口腔内を想定し開発したもので，叢生，捻転，楔状欠損，エナメルパール，斜切痕，樋状根，黄色人種に多いシャベル型切歯などが配されており，また歯肉縁の退縮，骨吸収が多くなっていて，SRP やインプラントのメインテナンスの練習ができるようになっています．歯肉のシリコンも器具を挿入しやすい材質を選択し，スケーラーが歯根の根面の穴に引っかからないように工夫されています．
>
> P15FE-SRP.2
> KATO HISAKO モデル®（ニッシン）

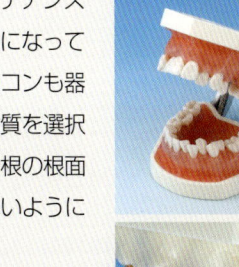

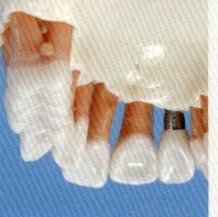

3) ハンドスケーリングの基本をおさえる

デブライドメントを行う際,バイオロジカルシールの破壊を起こさないためには下記の点に注意する必要があります.

●把持法(図4-90)

天然歯のデブライドメントと同じように執筆状変法を用います.プラスチックは金属のスケーラーより軽いので,把柄部が下がってきやすく注意が必要です.

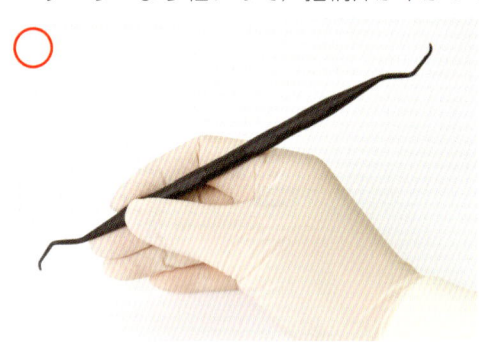

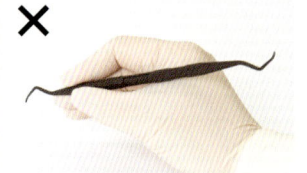

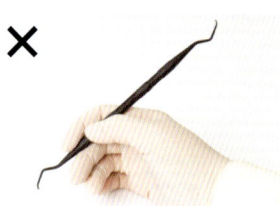

誤り:親指のつけ根に把柄部がおちている　　誤り:執筆法になっている

図4-90　正しいスケーラーの把持法と誤っている把持例

●固定法(図4-91〜93)

口腔内固定法では4指固定,または口腔外固定でもよいでしょう.

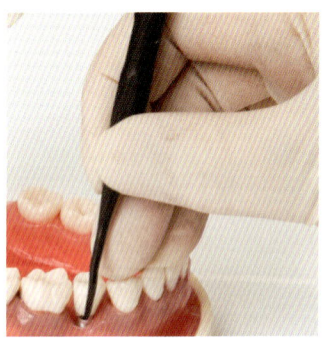

図4-91　4指固定 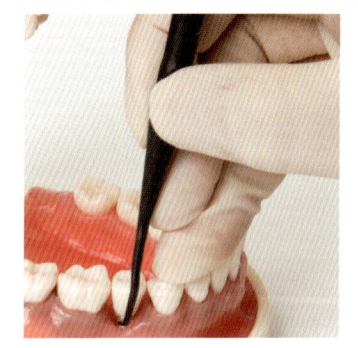　　図4-92　ビルドアップ 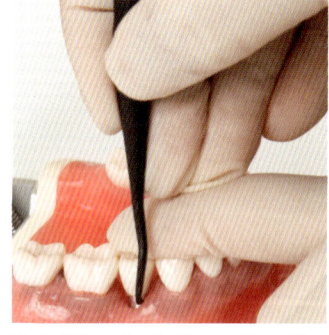　　図4-93　フィンガー・オン・フィンガー

●ストローク・側方圧(図4-94〜97)

垂直,斜め,水平のいずれか,または組み合わせて使用します.コントロールされた軽い圧と短いストロークで行います.

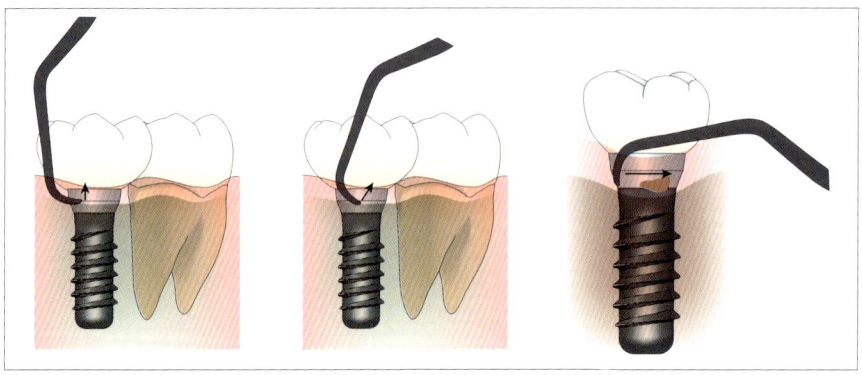

図4-94　インプラントにおいては短いストロークでデブライドメントを行う.

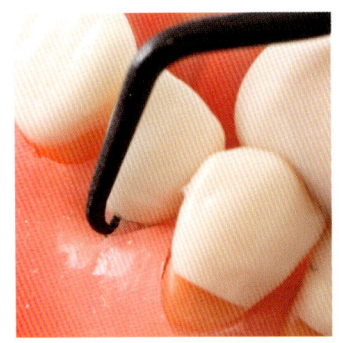

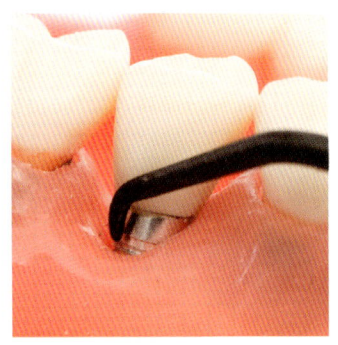

図 4-95　垂直ストローク　　図 4-96　水平ストローク　　図 4-97　斜めストローク

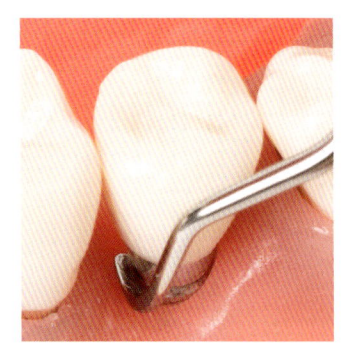

● **操作角度（図 4-98）**
　スケーラーのブレードをアバットメントのほうに倒し，歯肉に外傷を与えないように注意します．

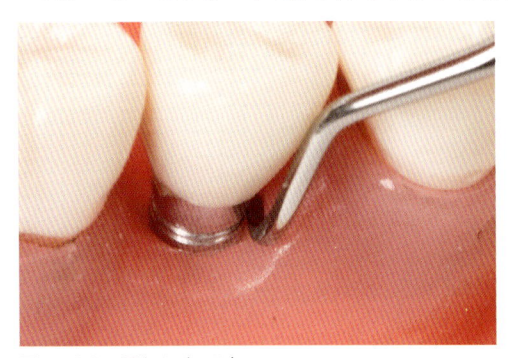

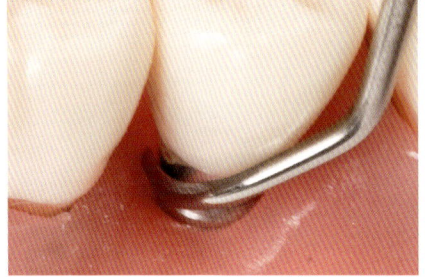

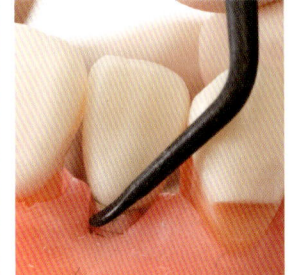

図 4-98　正しいあて方　　×　誤ったあて方　　×　誤ったあて方

● **その他の操作法の注意点**
　スケーラーのワーキングエンドが大きいスケーラーや，太いスケーラーは，歯肉内に無理に押し入れないようにします．

● **ポジション（図 4-99）**
　歯科衛生士が術者として施術するときは8時〜4時の間で行うことが多くなります．施術部位に合ったポジショニングを選び，スケーリングします．

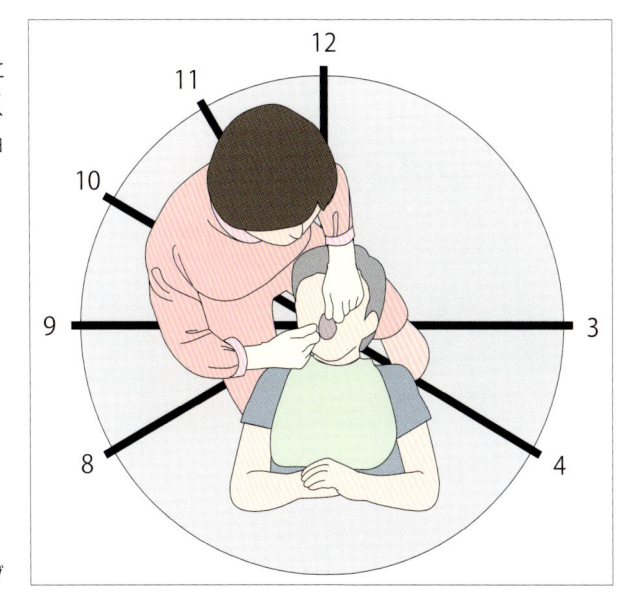

図 4-99　施術時のポジショニング

4）ハンドスケーリングの実際
●シングルインプラントのスケーリング（図4-100）

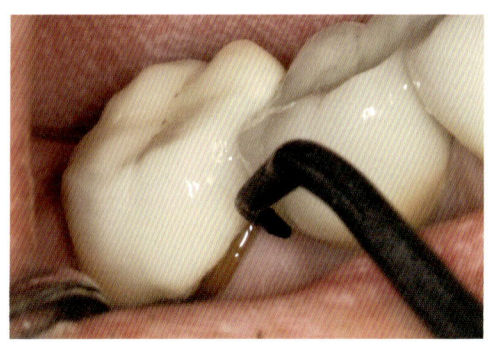

①遠心隅角から平行ストロークで行う
　ポジションは8時

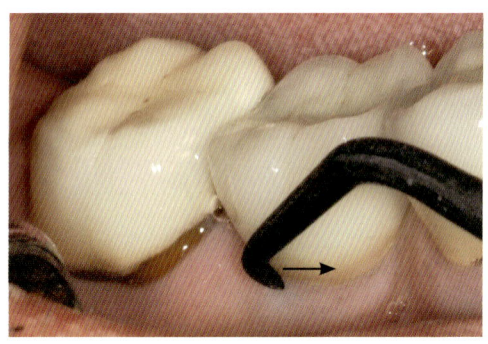

②歯頸部を平行ストローク

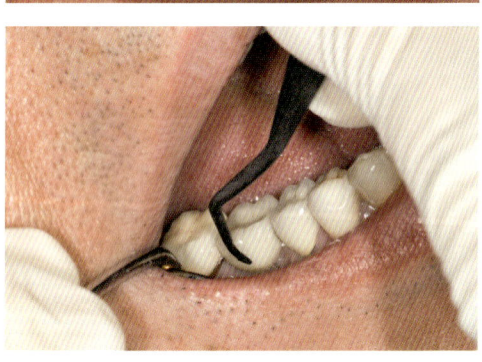

③遠心隅角から近心に向けてスケーリングを進める

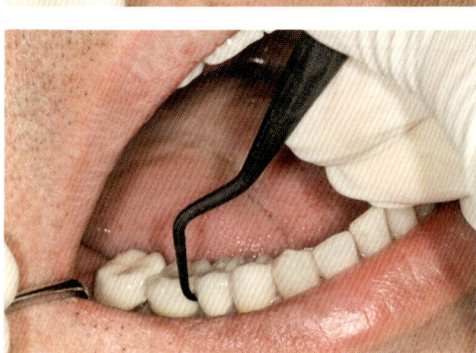

④ 6|近心部を垂直ストローク

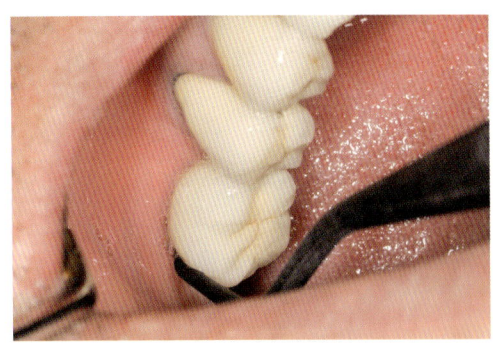

⑤下顎左側頬側面遠心
　垂直ストロークで行う

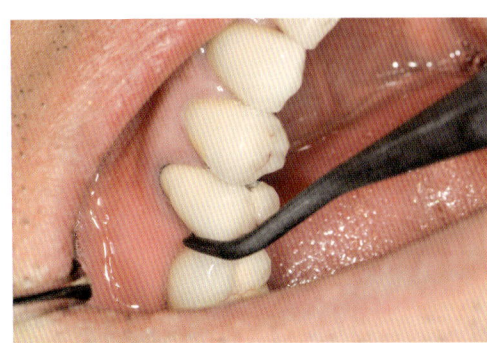

⑥下顎左側頬側面近心
　垂直ストロークで行う

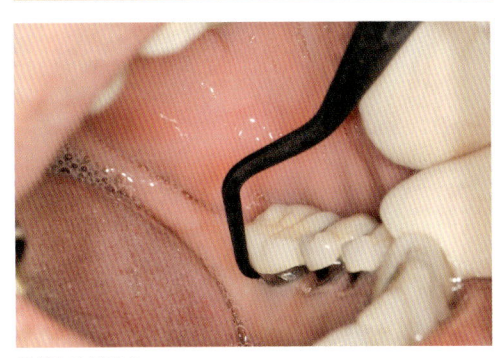

⑦6| 舌側遠心
　同様に8時のポジションから垂直ストロークでも
行うことができる

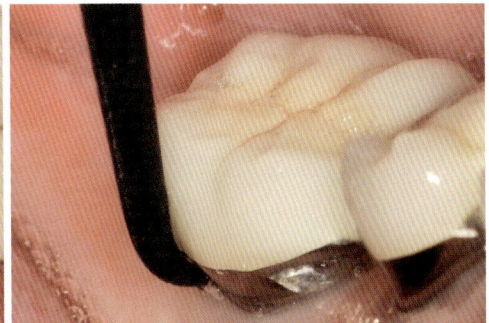

アバットメントと上部構造の境界も注意して行う

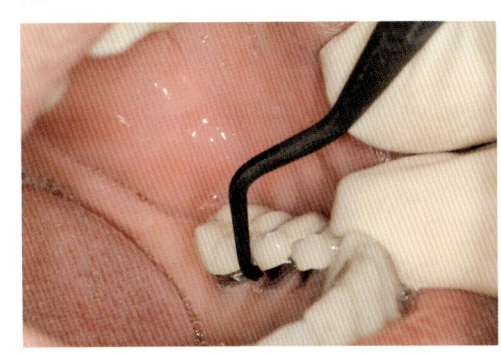

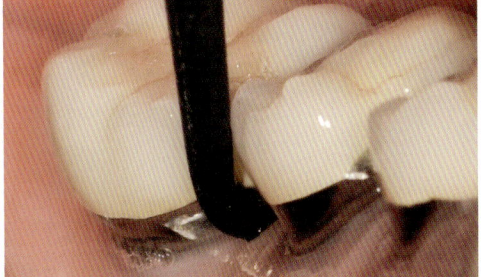

⑧6| 舌側近心
　ポジションは8時の方向にまわり，垂直ストロークで行う

●前歯部インプラントのスケーリング（図4-101）

スケーラーは深く押し込み過ぎないように注意して挿入します．

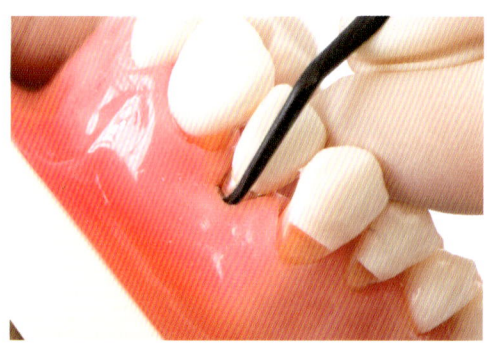

①口腔内固定をとる

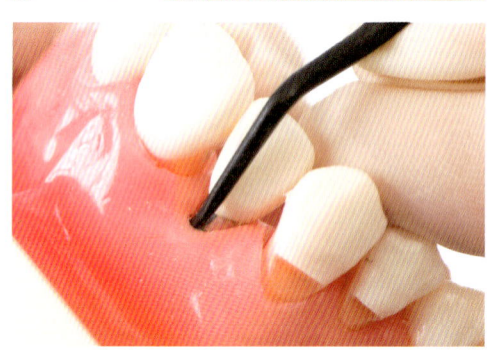

②歯肉に深く押し込まないように注意しながらスケーラーを挿入

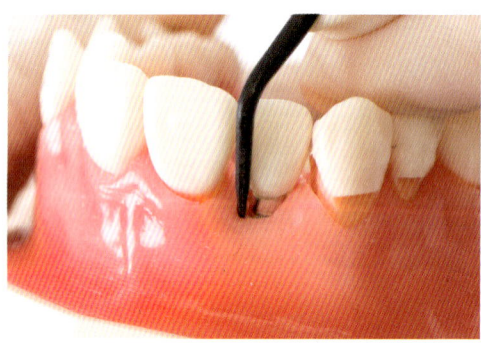

③短いストロークでインプラント周囲をスケーリング

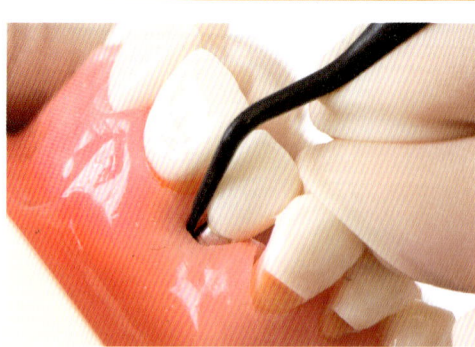

④隣接面までストロークしながらスケーラーを動かす

● **下顎右側近心臼歯部インプラントのスケーリング（図4-102）**

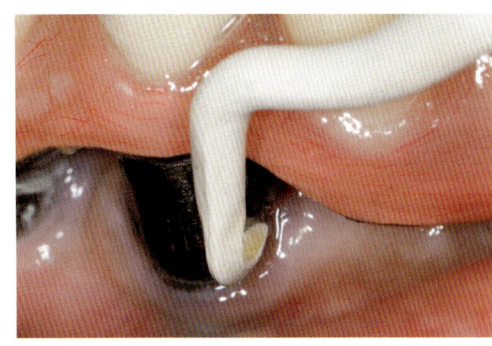

①下顎右側臼歯部のスケーリング
　隅角付近からはじめる

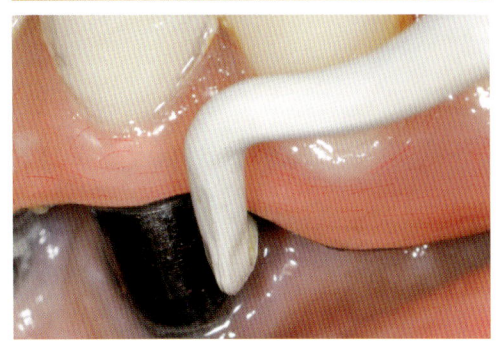

②隅角部から近心方向にスケーリングを進める

● **下顎左側近心臼歯部インプラントのスケーリング（図4-103）**

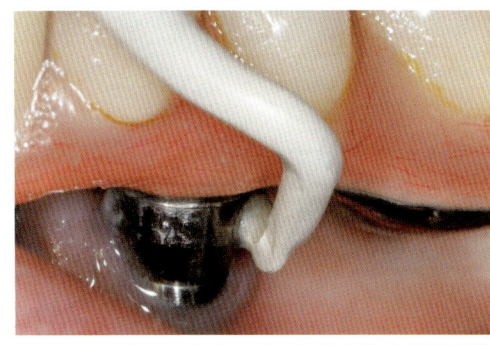

①下顎臼歯部遠心面

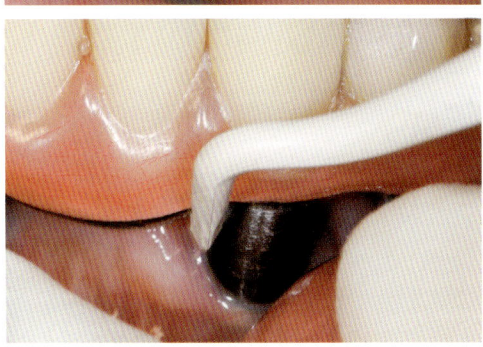

②下顎左側近心

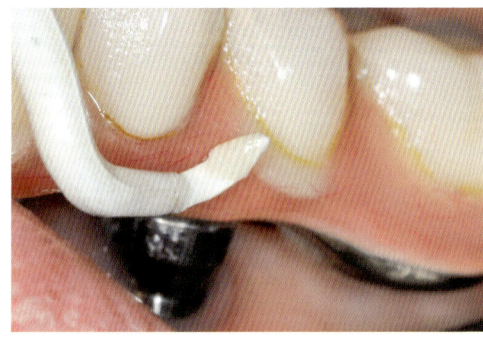

③補綴物の内側にはプラークが溜まりやすいので，確認しながら行う

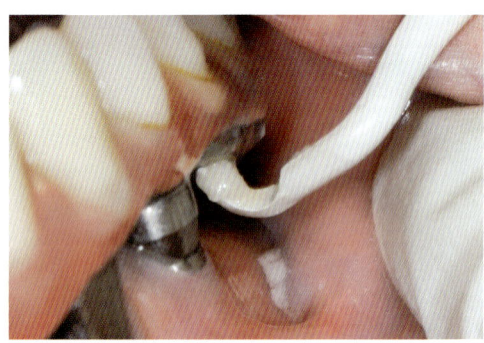

④プラークがスケーラーの先に付いてこなくなるまでディプラーキングする

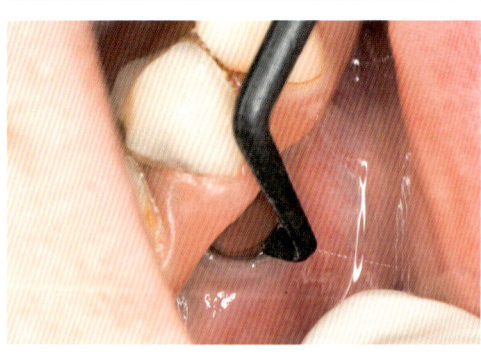

⑤インプラントに適合しやすいスケーラー（P. 81 参照）も利用する

●アバットメントが露出しているケースのスケーリング（図4-104〜107）

アバットメントやインプラント体が一部露出している場合のスケーリングには，いっそうの注意が必要です．

アバットメントが歯肉に覆われているときに比べて，少し長めのコントロールされた垂直ストロークや，水平ストローク，斜めストロークを組み合わせて行います．

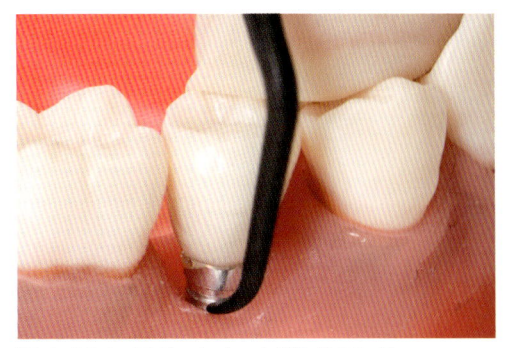

図4-104 アバットメントがみえている
コントロールされた少し長めの垂直ストロークで行う．

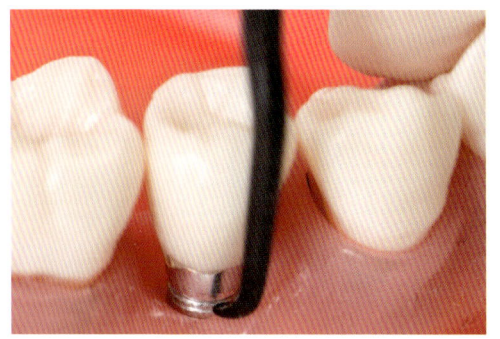

図4-105 インプラント体までみえている場合
アバットメントのスケーリングを行ったあと，コントロールされた短いストロークで行う．インプラント体の溝部分の付着物もていねいに除去する．

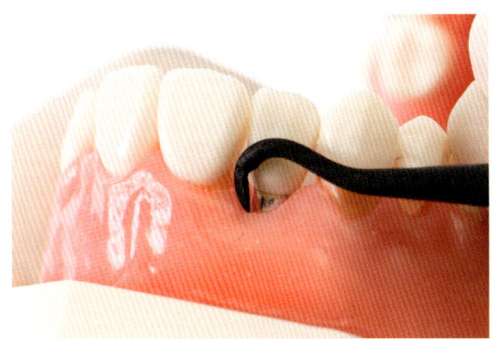

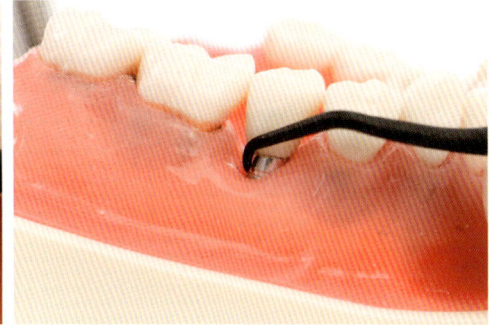

図4-106 インプラント体の溝にスケーラーを合わせ水平ストローク

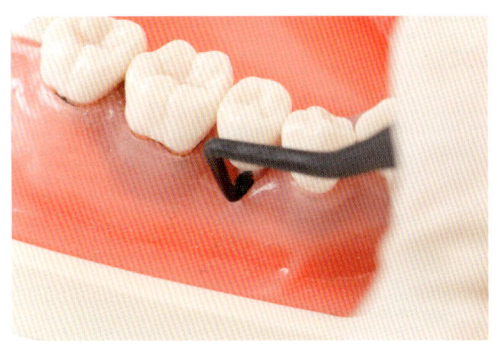

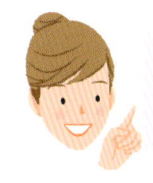

側方圧のかけ方に注意！
インプラントの歯石沈着は，天然歯より硬くありません

図4-107 アバットメントの露出が多くプラークが多い場合はオロフェイシャル（P. 81 参照）のプラスチックスケーラーを使用すると効率的

インプラント体へのスケーリングは，側方圧のかけ方に難しさがあります．プラークに対しては比較的軽い側方圧で，歯石沈着に対してはプラークよりも若干強めの側方圧で行いますが，インプラント体に沈着した歯石は，天然歯のそれよりも硬くないという特徴もあるので，インプラント体を傷つけない注意が必要です．

●インプラント支台のオーバーデンチャーのスケーリング（図4-108）

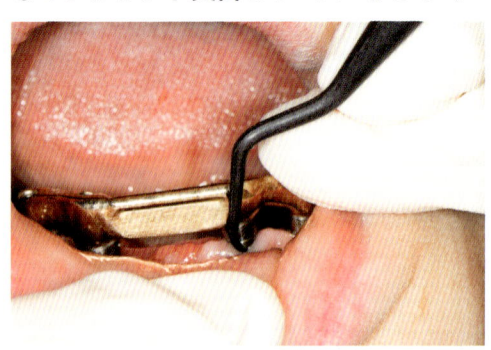

①近心の垂直ストロークでスケーリング

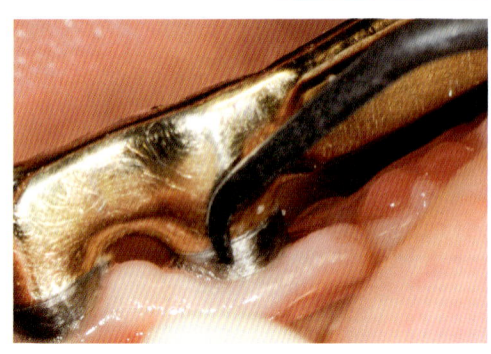

②遠心隅角からのスケーリング
　平行ストロークを有効に使う

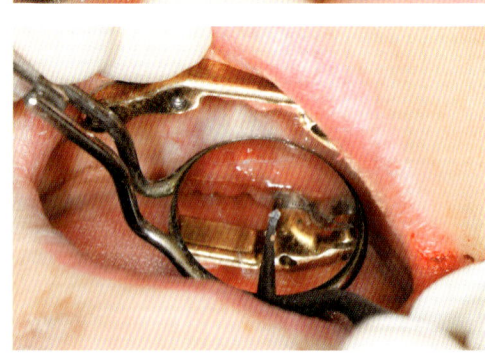

③舌側面のスケーリング
　インプラント体を平行に垂直ストロークを行っている

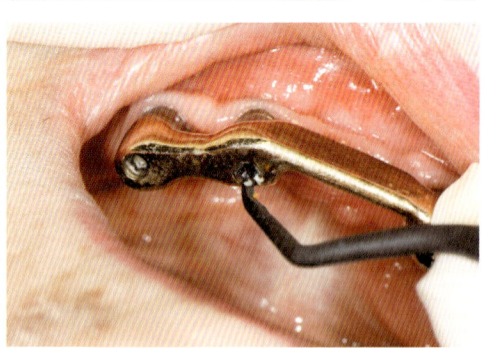

④スクリュー部のスケーリング

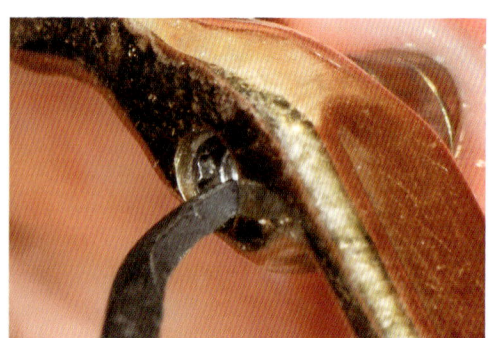

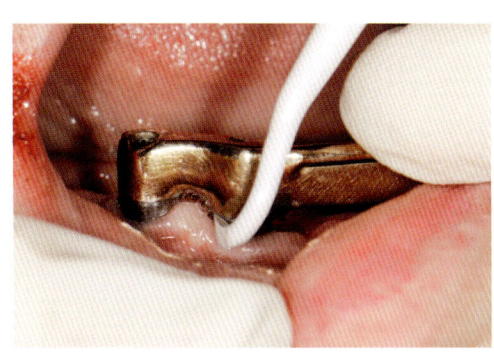

⑤遠心面のスケーリング

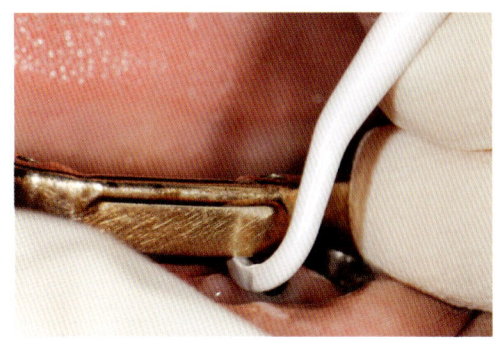

⑥バーに付着したプラークも除去する

5）スケーリング時の工夫

　①スケーリングに集中し体勢が悪くなりがちな人は，ルーペを使用してみましょう．施術部が拡大されてみえるので，正しい姿勢を保つことができます（**図4-109**）．

　②ポジションにも工夫をすると，スケーラーの到達度があがるとともに疲労を軽減することができます．

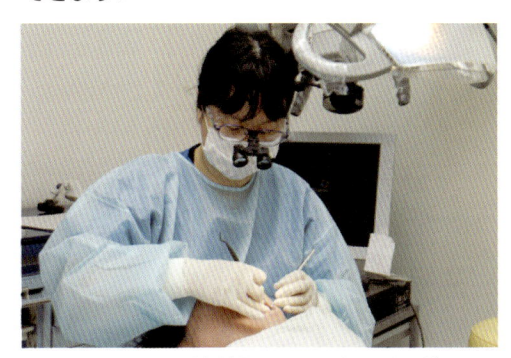

図4-109　ルーペを使用してのスケーリング

ラバーカップによる研磨

歯科医師の治療方針によりラバーカップでの研磨が必要と判断された場合に行います．

1）操作法

ストロークは軽い圧で行い，補綴物の形態に合わせ動かして行くようにします．その際，歯肉内にはラバーカップを強く押し入れないようにします．特に隣接部位ではくぼみがあり，プラークの付着や色素の沈着が起こりやすい傾向にあるので，ラバーカップの縁を使用しくぼみの部分の操作をていねいに行うようにします（**図4-110**）．

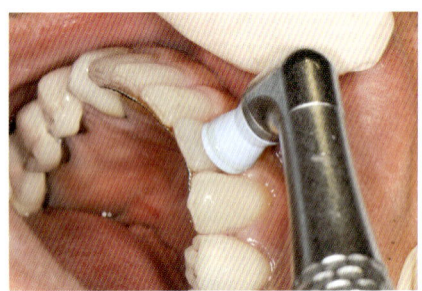

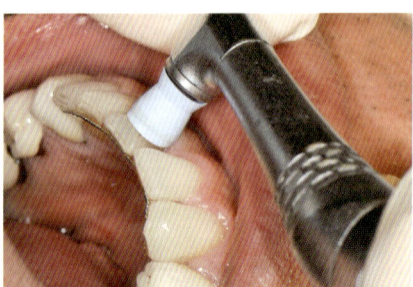

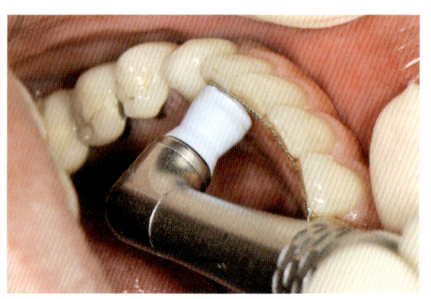

図4-110　ラバーカップでの研磨

2）研磨後のチェック

研磨が終了した後，歯肉溝内に研磨剤が残っていないかをチェックし，残っていたら除去します．

除去はデンタルフロス，テープを使用して行います（**図4-111**）．また超音波スケーラーを利用することもできます（**図4-112**）．超音波スケーラーを利用する場合，パワーの設定は弱くするかまたイリゲーションモードで行い研磨剤を歯肉溝内から流しだすようにします．

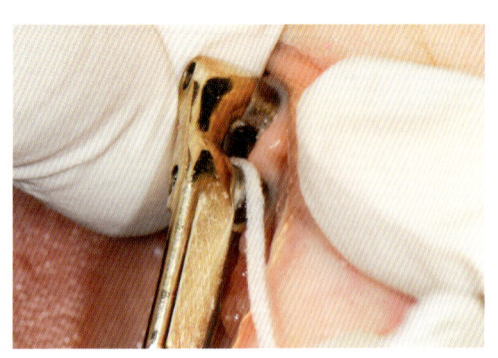

図4-111　研磨後のチェック 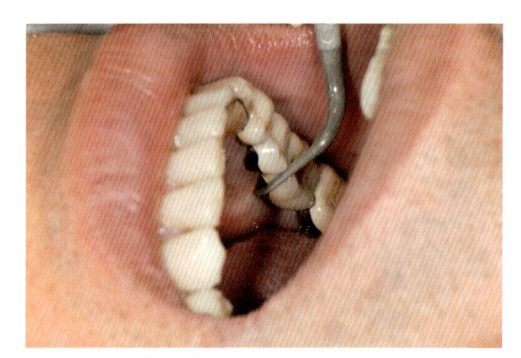　　図4-112　研磨後のチェック

5 シャープニング

インプラント用のスケーラーは数社から販売されており，メーカーによって材質がさまざまなので，シャープニングを行うのが適切かどうかはメーカーの指示に従うようにします．シャープニングを天然歯用のようにしっかり行う器具もあれば，形を整えるのみのものもあります．

インプラント用のシャープニングストーンはできるだけ細かい粒子のものを用いるようにします．

インプラント用のシャープニングストーンを金属スケーラーのシャープニングに共用するのは控えなければなりません．金属のスケーラーの金属片がシャープニングストーンに付着し，インプラント用のスケーラーをシャープニングした際に金属片がついてしまうためです．

また，チタンメッキされたスケーラーのシャープニングは行ってはなりません（**図4-113**）．

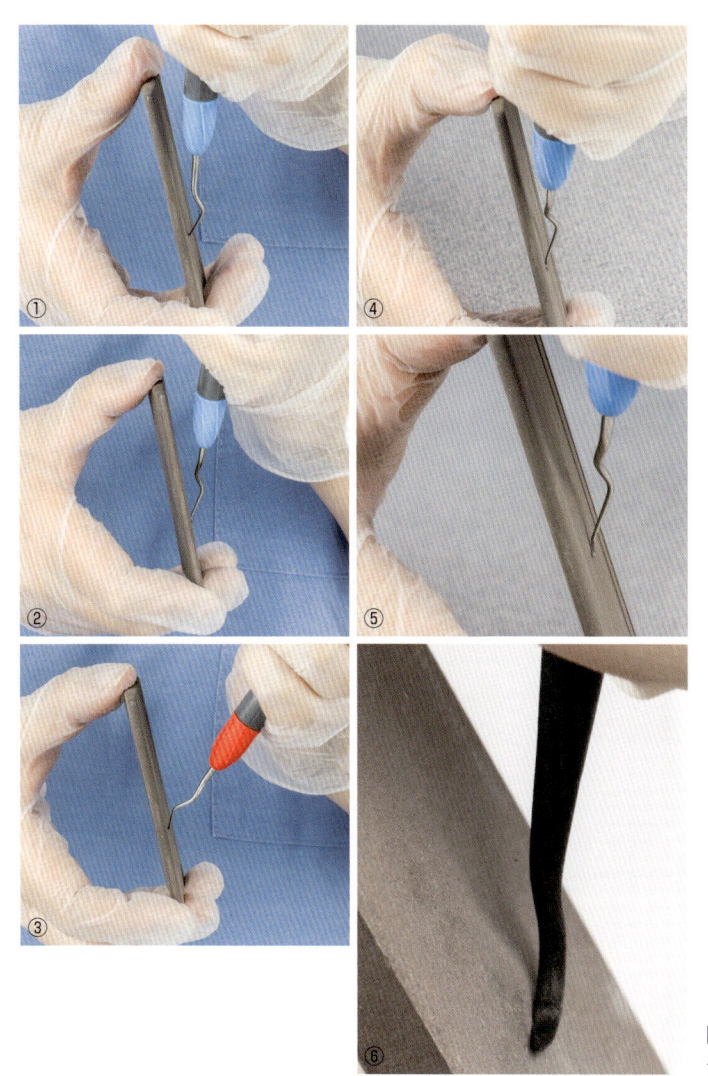

図4-113 シャープニング時のスケーラーと砥石

付1―困難な部位における応用テクニック

臼歯部

1）使用する器具

#11/12は立位で施術することを前提に作られた器具であるため，座位の場合は，#11/12では届かない部位があります．座位で"届かないな"と思ったら，まずは#11/12，#13/14のスケーラーを使用していないか確認してみましょう．

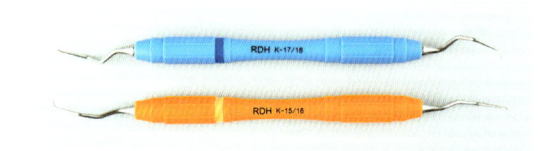

図1-1　RDH　グレーシーキュレット（日本歯科工業社）

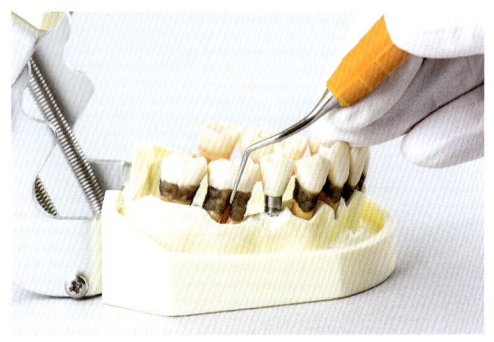

図1-2　近心根・遠心面（#15/16）

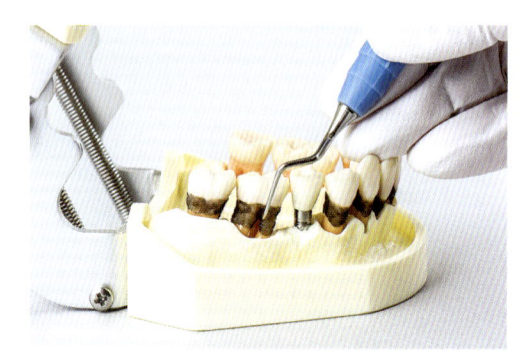

図1-3　遠心根・近心根（#17/18）

2）立位用の器具と座位用の器具

#11/12，#13/14は立位のポジション用に作られた器具で，#15/16，#17/18は約20年以上前に座位のポジションのために作られた器具です．

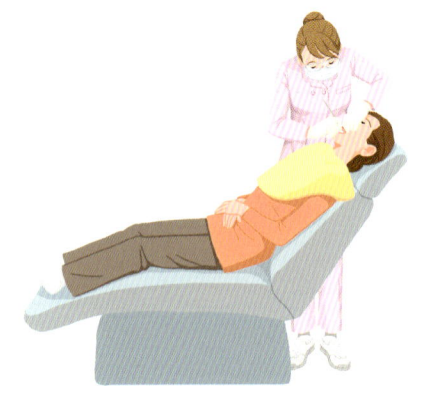

図1-4　立位のポジション
#11/12，#13/14は立位のポジションを前提に作られた

付2 ─ キュレットを正しく操作するための確認

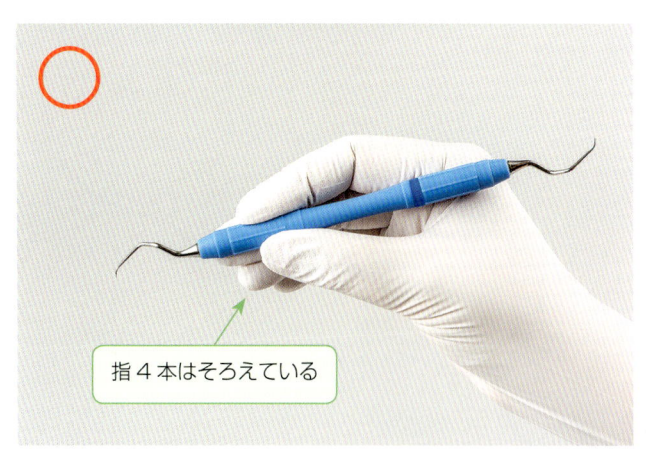

指4本はそろえている

図2-1 正しい把持
執筆状変法把持法

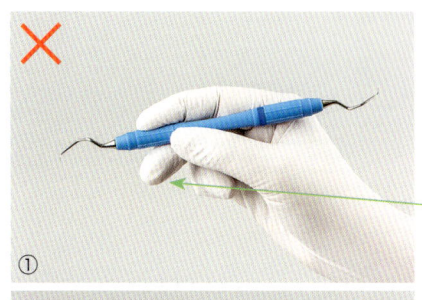

① 鉛筆を持つような執筆法になっている

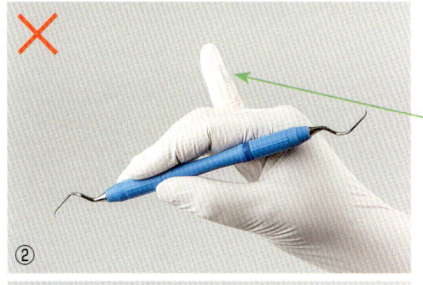

② 指を立てない．人指し指に余計な力がかかりよくない

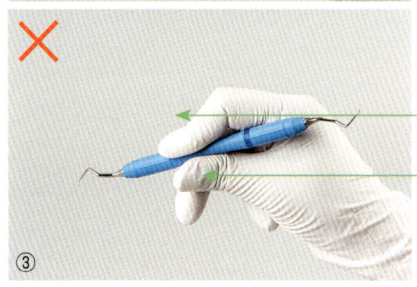

③ 引き上げるときに人指し指と親指が曲がる
親指と人指し指の又にハンドル部が落ちている
鉛筆を持つような執筆法になっている

図2-2 誤った把持（執筆法）

付3—部位別の基本テクニック

2根の歯のスケーリング—下顎（ex. 7⏌）

1）遠心頰側

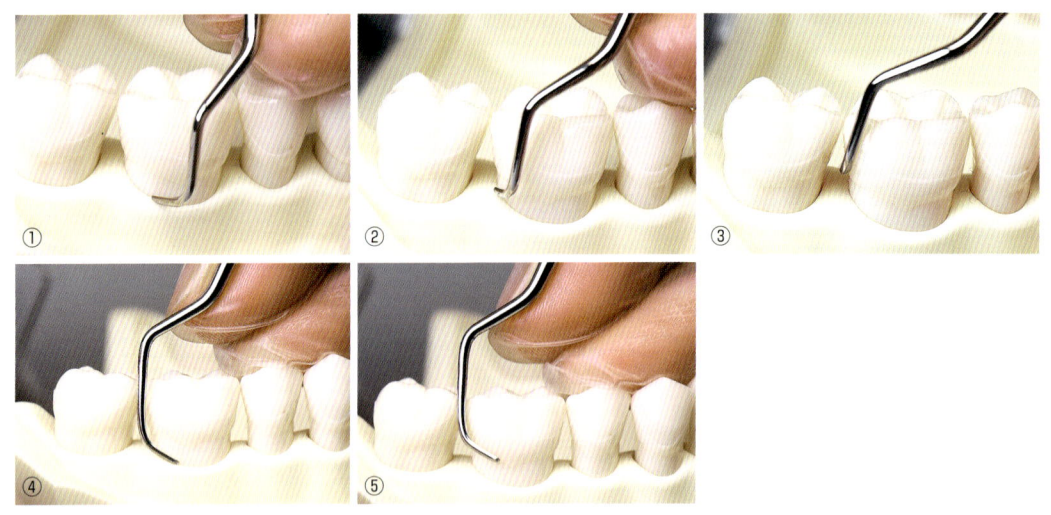

図 3-1　遠心〜頰側
①遠心隅角，②スケーラーの刃部を上下させながら歯の形態に沿わせてスケーリングする，③隣接面まで回し込む，④⑤頰側を行う．

2）近心

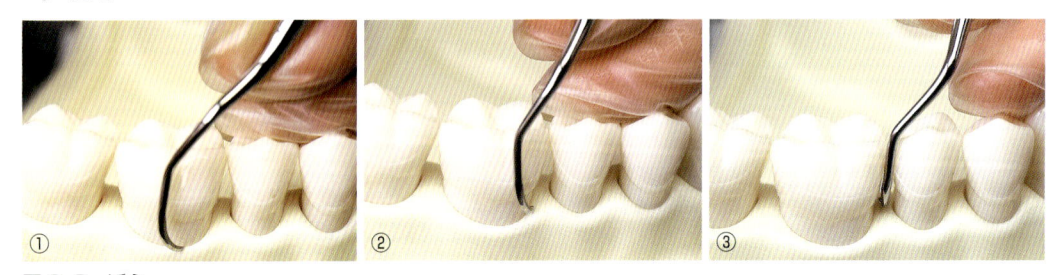

図 3-2　近心
①〜③近心隅角からコンタクトポイントまで．

付4―その他の歯周治療用器具

1 Quetin（ケティン）キュレット

1）臼歯部近遠心用（Distal-Mesial Quetin/Hu-Friedy：SQMD16）

　分岐部領域，歯根の陥凹部の歯石を取るのに適しています．作業部の背面が適度に丸くなっているので歯肉を傷つけにくい形状です．

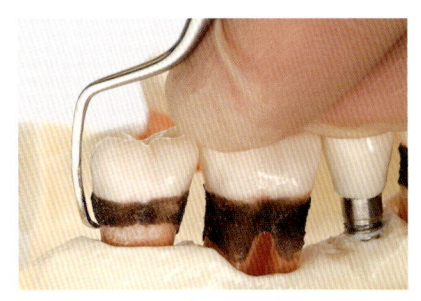

図 4-1　Quetin（ケティン）キュレット

2 ハーシュフェルトファイル® FH5/11（臼歯部），FH9/10（前歯部）

　大量の歯石，バーニッシュ歯石がある場合に適しているスケーラーです．3つのカッティングエッジによって歯石を崩すことができます．歯石探知が確実になされていることが使用の前提となります．

3段のカッティングエッジがついている

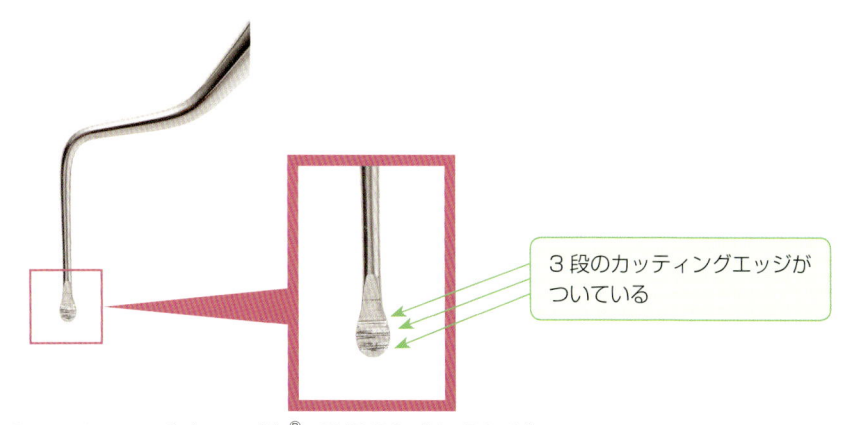

図 4-2　ハーシュフェルトファイル® FH5/11（Hu-Friedy）

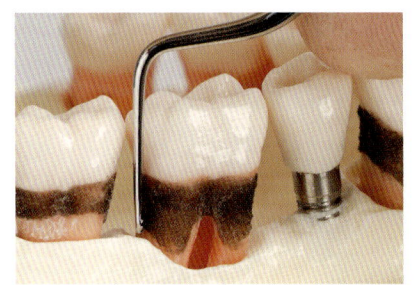

図 4-3　ハーシュフェルトファイル® FH5/11（臼歯部）

文　献

1) 古谷野潔，松浦正朗編著：エッセンシャル口腔インプラント学．医歯薬出版，東京，2009，10-29，40-45．
2) 中原泉編集代表：新常用歯科辞典第3版．医歯薬出版，東京，1999．
3) Michael G.Newman, Henry H.Takei, Fermin A.Carranza 著／申基喆／河津寛／嶋田淳／安井利一／上村恭弘 監訳：CARRANZA'S クリニカル ペリオドントロジー，第9版，[下巻]．クインテッセンス出版，東京，2005，625，898-900，947，949，950，951，953．
4) 日本補綴歯科学会編：歯科補綴学専門用語集，第3版．医歯薬出版，東京，2009．
5) Lekholm, U. Zarb GA, Patient Selection and Preparetion. In：Branemark Pl, Zarb GA, Albrektsson T：Tissue-intergrated Prostheses.Chicago, Quintessence：199-209，1985．
6) Michele Leonardi Darby, Margaret Walsh：Dental Hygiene：Theory and Practice, 2nd Edition．W.B. Saunders, Philadelphia, 2003, 1020．
7) Apse P, Zarb GA, Schmitt A, Lewis DW.：The longitudinal effectiveness of osseointegrated dental implants. The Toronto study-periimplant mucosal response.Int J Periodontics Restorative Dent 1991；11-95-111．
8) Jill S Nield-gehrig：Foundations Of Periodontics For The Dental Hygienist．Lippincott Williams & Wilkins, 2002，322，380，381，383，1095，1096．
9) 日本歯周病学会編：歯周病患者におけるインプラント治療の指針2008．医歯薬出版，東京，2009，7．
10) Moheng P, Feryn JM.Clinical and biologic factors related to oral implant failure：a 2year follow up study.Implant Dent. 2005 Sep；14（3）：281-8．
11) Esther M.Wilkins 著／石川達也 校閲／布施祐二・眞木吉信・松井恭平・松崎晃 監訳／全国歯科衛生士教育協議会 監修：歯科衛生士の臨床 原著第9版．医歯薬出版，東京，2008，512．
12) Esther M. Wilkins：Clinical Practice of the Dental Hygienist, Tenth edition．Lippincott Williams & Wilkins, a wolters kluwer busines, 2009, 460, 495．
13) McKinney, R. V., Jr., Koth, DL., Steflik, D.E.：Clinical dentistry；evaluation of the implant gingival tissue interface. Harper and Row, Hagers town Md, 1984．
14) 赤川安正・松浦正朗・矢谷博文・渡邉文彦編：よくわかる口腔インプラント学．医歯薬出版，東京，2005，226-229．
15) 吉江弘正・宮田隆編：歯周病治療のストラテジー．医歯薬出版，東京，2002，47，244-245．
16) Jemt., T：Fixed implant-supported prostheses in the edentulous maxilla. A five-year follow-up report.Clinical Oral Implants Research, 5（3）：142-147，1994．
17) Johnson BW.：HA-coated dental implants：long-term consequences. J Calif Dent Assoc, 20：33-41，1992．
18) Quirynen M and Listgarten MA.：The distribution of bacteria morphotypes around natural teeth and titanium implants ad modum branemark. Clin Oral Imol Res, 1：8-12，1990．
19) Papaioannou W et al：The influence of periodontitis on the subgingival flora around implants in partially edentulous patients. Clin Oral Implant Res, 7：405-409，1996．
20) Felo A, Shibly O, Ciancio S, Lauciello F, Ho A.：Effects of Subgingival Chlorhexidine Irrigation on Peri-Implant Maintenance. Am J Dent 1997；10：107-110．
21) Esther M. Wilkins：Clinical Practice of the Dental Hygienist, Ninth edition．Lippincott Williams & Wilkins, 2004，451，453，460．
22) 山﨑長郎・高橋常男・勝山英明・井上孝・林揚春ほか編：Ultimate Guide IMPLANTS．医歯薬出版，東京，2004．
23) 関野愉，佐藤謙次郎，星野由香里：スカンジナビアンスタイル 口腔メインテナンス．DH style増刊号, 46-53：2(23), 2008．

索引

あ

アバットメント　2, 3
　──が露出しているケースのスケーリング　91
アバットメントスクリュー　3
アルコール依存症　20

い

一次手術　40
イリゲーション　70
インパクトゾーン　71
インフォームドコンセント　28
　──で提供すべき情報　28
インフォームドリフューザブル　28
インプラント　2
　──と天然歯の共通点　5
　──と天然歯の相違点　5
　──のスケーリング　86, 88, 89, 91, 92
　──の構造　2, 3, 5
　──の周囲構造　5, 6
　──の手術法　4, 40
インプラント支台のオーバーデンチャーのスケーリング　92
インプラント支台のオーバーデンチャー装着の場合　63
インプラント周囲炎　8, 10
　──に対する処置　11
インプラント周囲疾患　8
　──の進行　8, 10
インプラント周囲組織　5, 6
インプラント周囲粘膜炎　8, 9
インプラント埋入手術の再説明　32
インプラント体　2, 3
　──へのスケーリング　91

インプラント治療の希望時期　17
インプラント治療の適否　26
インプラント撤去の適応　10
インプラント補綴　42
一次手術　28
1回法　4, 26, 28

え

エックス線検査　56
　──の意義　56
エックス線撮影の方法　57
エックス線写真　23

お

オーラルイリゲーション　70
　──の禁忌症　73
　──の使用方法　72, 73
　──の装置　71
オッセオインテグレーション　5, 7
音波歯ブラシ　64

か

ガーゼストリップス　67
カウンセリング　15
顎模型　83
過重状態　10
過度の荷重　10, 57
家族歴　19
合併症　20
　──の要因　20
患者さんへのインプラント治療の説明　26
患者指導　32, 44, 59
患者対応－手術後　44
患者対応－手術前　32
感染予防　35, 49

き

既往症　19
義歯の管理　58
基礎疾患　19
喫煙　20, 26
　──とインプラント　20
禁忌症　26

く

クレンチング　57, 58
グローブの装着　36
グローブのはずし方　38
くいしばり　57, 58
研磨　94
研磨後のチェック　94
研磨剤　94

け

血管分布　6
結合組織　3, 5, 6

こ

コラーゲン線維　6
コンサルテーション　15, 28
　──の行い方　15
口腔衛生指導　44
口腔衛生状態　25, 26
口腔外診査　24
口腔内写真撮影　23
口腔内状況の把握・検査　51
口腔内診査　22
咬耗　57
骨の状態　7
骨吸収　10
　──の原因　10

骨吸収量　10
骨結合　5, 7
骨質　7
　　——の分類　7
骨造成法　26
骨量　7
固定式補綴物のブラッシング　62

さ

サイナスリフト　27
細菌感染　10
暫間補綴物　42
残存歯の評価　57

し

シャープニング　95
シングルインプラントのスケーリング　86
視診　22
歯科医師による診断　26
歯科衛生士の役割　14
歯間ブラシ　65
　　——による補綴物の清掃　65
歯根膜　5, 6
歯石　58
　　——の評価　76
　　——の分類　76
歯肉溝上皮　3
歯肉状態のチェック　51
歯磨剤　64
歯面研磨剤　94
写真撮影　24
手術　39
　　——の再説明　32
手術室の準備　34
手術室の消毒　34

手術当日の注意事項　45
手術法の選択　26
手術前　32
　　——の患者対応　32
手術用器具の準備　34
手術中の補助者の役割　39
手術後の患者対応　44
手用歯ブラシ　60
　　——の正しいあて方　64
術衣の装着　35
術衣の脱衣　37
術後の管理　42
術後の注意事項　32
術式　40
術者磨き　75
上皮性付着　5
上部構造　2, 3
情報収集　19
食事指導　32, 44
診断　26
CT　23
GBR法　27

す

スーパーフロス　67
スクリュー固定式　2, 3
スケーラー　80
スケーリング　77, 80
　　——固定法　84
　　——ストローク　84, 85
　　——操作角度　85
　　——操作法の注意点　85
　　——側方圧　84
　　——の実際　86
　　——把持法　84
　　——ポジション　85

スケーリング時の工夫　93
スタディモデル　24

せ

セメント固定式　2, 3
セメント質　5, 6
生活上の注意事項　45
清掃用具の選択　60
生物学的幅径　5
接合上皮　3, 6
線維芽細胞　6
洗口　74, 78
　　——の目的　74
洗口剤の分類　74
洗口方法　74
洗浄域　71
洗浄液の到達度　70
舌清掃　69
舌苔　69
前歯部インプラントのスケーリング　88
全身疾患　26

そ

ソケットリフト　27
染め出し　75

た

タフトブラシ　66

ち

チタン　4
チタン合金　4
チタン製スケーラー　82
チタンメッキスケーラー　83
超音波スケーラー　77
　　——動かし方　79

──固定法　78
──把持法　78
超音波スケーリング　79
超音波歯ブラシ　64
直接作用域　71
治療期間　28
治療希望のタイミング　15
治療計画に必要な資料　26

て
ディスポーザブルチップ　77
ディブライドメント　33, 76
デンタルテープ　67
デンタルフロス　67
手洗い　35, 50
　──の手順　50
定期検診　21
天然歯の構造　5
天然歯の歯周組織　6
電動歯ブラシ　64

と
同意書の作成　29
動揺度検査　52
読影のポイント　24

な
ナイトガード　58
内冠　3

に
二次手術　28, 42
2回法　4, 26, 28, 42

は
パワーブラシ　64

──のあて方　64
ハンドスケーラー　80
　──の種類　80
　──の要件　80
ハンドスケーリングの基本　84
歯ぎしり　57, 58
歯ブラシ　60
　──の管理　63
　──の選択　60
　──の正しいあて方　64
抜糸　44
biologic width　5

ふ
フィクスチャー　2, 3
フラッシュゾーン　71
プラーク　58
　──の評価　76
　──の分類　76
プラークコントロール　59
プラーク取り残しの要因　61
プラスチックスケーラー　81
プロービング　53
　──による出血の評価　56
　──の方法　55
　──を行う場合の時期　56
プローブ　53
　──の種類　53
　──の挿入限界　55
プロビジョナルレストレーション　42
ブラキシズム　57, 58
ブラッシング　59
ブラッシング指導　61
ブローネマルク（Brånemark）　4
服用薬　19, 32

へ
ヘミデスモゾーム　6
ペリオアセスメント　24

ほ
ホームケア　59
ボーンスプレッディング　27

ま
マスクのはずし方　37

め
メインテナンス　48
　──におけるプラークコントロール　59
　──におけるブラッシング　59
メインテナンス期のディブライドメント　76
メインテナンス時の要観察・確認事項　51

も
問診　19
問診表への署名　21

ら
ラバーカップ　94
　──による研磨　94
ラバーチップ　66

り
リコール　48
　──の間隔　48
リコール時の施術の流れ　48
リコール時のチェック事項　51
リプレイスセレクトの2回法　40

【著者略歴】

加藤久子
(かとうひさこ)

1982年	日本歯科学院専門学校卒業
同 年	開業医勤務（大阪府）
1995年	Forsyth School for Dental Hygienists アドバンスデンタルハイジーン卒業（4年間プログラム）ノースイースタン大学卒業
同 年	コミュニティヘルスセンター勤務（～1999年まで）
2000年	歯科エージェンシー勤務
2001年	デンタルサービス勤務（～2002年）
現 在	フリーの歯科衛生士

加藤久子ウェブサイト：http://www.kato-hisako.jp/
モバイルサイト：http://kato-hisako.jp/m

歯科衛生士のための
インプラントメインテナンス　　ISBN978-4-263-42172-7

2010年5月10日　第1版第1刷発行
2021年1月20日　第1版第9刷発行

著　者　加　藤　久　子
発行者　白　石　泰　夫
発行所　医歯薬出版株式会社

〒113-8612　東京都文京区本駒込1-7-10
TEL. (03)5395-7638(編集)・7630(販売)
FAX. (03)5395-7639(編集)・7633(販売)
https://www.ishiyaku.co.jp/
郵便振替番号　00190-5-13816

乱丁，落丁の際はお取り替えいたします　　印刷・永和印刷／製本・明光社

© Ishiyaku Publishers, Inc., 2010. Printed in Japan

本書の複製権・翻訳権・翻案権・上映権・譲渡権・貸与権・公衆送信権（送信可能化権を含む）・口述権は，医歯薬出版（株）が保有します．
本書を無断で複製する行為（コピー，スキャン，デジタルデータ化など）は，「私的使用のための複製」などの著作権法上の限られた例外を除き禁じられています．また私的使用に該当する場合であっても，請負業者等の第三者に依頼し上記の行為を行うことは違法となります．

JCOPY ＜出版者著作権管理機構　委託出版物＞
本書をコピーやスキャン等により複製される場合は，そのつど事前に出版者著作権管理機構（電話03-5244-5088，FAX 03-5244-5089，e-mail:info@jcopy.or.jp）の許諾を得てください．